# 癫痫知识手册

## Handbook of Epilepsy

主编◎王　军

策划◎张旺明　郭燕舞

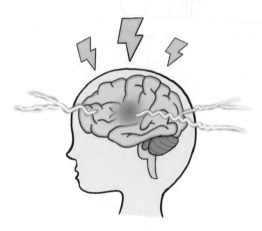

SPM
南方传媒

广东科技出版社
全国优秀出版社

·广州·

**图书在版编目（CIP）数据**

癫痫知识手册 / 王军主编. -- 广州：广东科技出
版社，2024. 6. -- ISBN 978-7-5359-8333-6

Ⅰ. R742.1-62

中国国家版本馆CIP数据核字第2024KZ8573号

---

**癫痫知识手册**

Dianxian Zhishi Shouce

出 版 人：严奉强
责任编辑：曾 超 马霄行
封面设计：符静文
插 图：符静文 宋 祺 唐福丽 王若心
责任校对：李云柯
责任印制：彭海波
出版发行：广东科技出版社
　　　　　（广州市环市东路水荫路11号 邮政编码：510075）
销售热线：020-37607413
https://www.gdstp.com.cn
E-mail：gdkjbw@nfcb.com.cn
经 销：广东新华发行集团股份有限公司
印 刷：广州一龙印刷有限公司
　　　　　（广州市增城区荔新九路43号1幢自编101房 邮政编码：511340）
规 格：889 mm×1 194 mm 1/32 印张6.75 字数135千
版 次：2024年6月第1版
　　　　2024年6月第1次印刷
定 价：58.00元

---

如发现因印装质量问题影响阅读，请与广东科技出版社印制室联系调换（电话：020-37607272）。

# 编 委 会

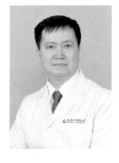

### 张旺明　博士

医学博士，主任医师，教授，博士研究生导师，美国维克森林大学医学院博士后，南方医科大学珠江医院神经外科中心副主任/小儿神经外科主任。从事神经外科临床工作30余年，对颅脑外科各种复杂疑难病例的治疗有较高造诣，近十年来专注小儿颅脑肿瘤等手术治疗。

主持国家级研究课题5项，省级课题2项，获广东省科技进步奖二等奖/军队科学技术进步二等奖。培养硕士、博士研究生40余名；兼任中国神经科学学会神经损伤与修复分会副主任委员等职务。

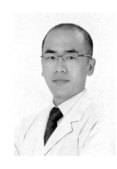

### 郭燕舞　博士

医学博士，主任医师，副教授，博士研究生导师，南方医科大学珠江医院神经外科中心/功能神经外科主任。首届广东省杰出青年医学人才，广东"实力中青年医生"，广州"羊城好医生"；从事神经外科临床工作20余年，主要致力于癫痫的发病机理及外科治疗研究、颅脑外科手术的个体化与微创化研究、神经干细胞与神经功能缺损修复研究，擅长顽固性癫痫的精确定位诊断与微创外科治疗，脑肿瘤与脊髓肿瘤显微手术、脑积水内镜辅助治疗等；兼任中国抗癫痫协会青年委员等职务。

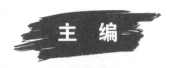

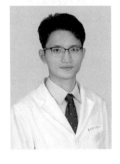

**王 军** 博士

香港中文大学博士，副主任医师，硕士研究生导师，南方医科大学珠江医院神经外科中心/小儿神经外科副主任。荣获2019年世界神经外科联合会颁布的"全球青年神经外科医师奖"（Young Neurosurgeon Award，全球10名），广东首届自然科学基金-青年提升项目基金获得者，2015年赴阿姆斯特丹大学研修，2019年率先开办《神经网络外科学》公修课，拥有2 000余台神经外科各类型手术经验，擅长癫痫精准评估与微创治疗等，蝉联2届好大夫在线全国"青年榜样"。以通讯/第一作者身份撰写《柳叶刀神经病学》（*THE LANCET Neurology*）等SCI论文13篇，授权国家专利15项；兼任《科学通报》（*Science Bulletin*）等审稿专家、广东省抗癫痫协会理事等职务。

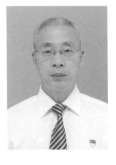

**杨瑞金** 博士

主任医师，教授，南方医科大学南方医院赣州医院神经外科副主任，神经外科党支部书记。擅长功能神经外科及神经重症疾病诊治，在江西省内率先开展癫痫的外科治疗并取得丰富的临床经验，发表SCI等论文20余篇，主持国家、省市级等课题7项；兼任中华医学会神经外科分会功能神经外科学组全国委员等职务。

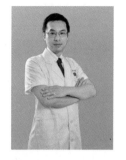

### 陈俊喜 医生

主治医师，毕业于南方医科大学，广东三九脑科医院癫痫外科二区副主任。在药物难治性癫痫方面的诊治经验丰富，年手术量250余台，擅长立体定向脑电图（SEEG）电极置入术，单人完成SEEG 900余例，置入电极根数9 000余根。发表中文核心期刊多篇，专利2项，参编专著2部；兼任广东省医学教育协会神经外科专业委员会常务委员等职务。

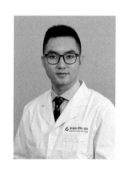

### 周 铭 医生

南方医科大学珠江医院神经外科中心主治医师，拥有多年神经外科临床工作经验，对脑肿瘤、脑外伤、脑血管病、脑积水有较为丰富的临床经验，致力于攻克小儿难治性癫痫等小儿神经外科难题，参与多项省级、国家级课题，发表多篇SCI及核心期刊；兼任广东省精准医学应用学会脑活检技术分会委员等职务。

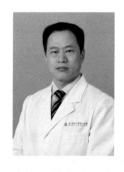

### 周细中 医生

副主任医师，副教授，南方医科大学珠江医院小儿神经内科党支部书记。长期致力于以儿童癫痫诊治为主的小儿神经系统疾病临床工作。获"军队科学技术进步三等奖"、科技部"高科技产业创新一等奖"，发表论文30多篇，参编儿科专著4部，癫痫专著1部；兼任中国抗癫痫协会药物治疗专业委员会委员等职务。

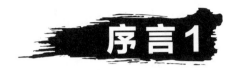

This excellent Monograph for the people really reads well. It has taken the theme "Epilepsy" seriously and effectively, translating the dry and textbook information and knowledge into an interesting and readable menu.

A feature of the manuscript has been a generous use of the lively cartoons, be it serious pathology inside the brain, or the happy celebration. A second feature of this book has been the emphasis on epilepsy and every day life, trivia or otherwise. This will be extremely beneficial for readers and their families with epilepsy as part of their lives. A third feature of the book has been its putting the long and unintelligible names of the anticonvulsant side by side, Chinese and English. This is the only way to avoid making mistakes, particularly if patients and their families travel overseas.

I have confidence that this book will be popular and the demand for a second edition will make it perfect soon within a couple of years.

Prof. Poon, Wai Song

FRCS

Professor of Surgery, HKU Faculty of Medicine

Professor Emeritus CUHK

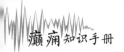

这是一本适合大众阅读的科普书籍，可圈可点。全书围绕"癫痫"主题展开，将枯燥晦涩的专业知识，用通俗易懂和严谨求实的语言娓娓道来。

《癫痫知识手册》特点鲜明。首先，鞭辟入里，以漫画形式呈现专业知识，使读者能够在看漫画的同时，在潜移默化中理解专业的科学内容，享受一场视觉上的盛宴。其次，包罗万象，本书谈及了癫痫患者、家属等在日常生活中的一些注意事项；这些小建议能够让读者，尤其是患者及患者家属受益匪浅。最后，精细入微，在介绍抗癫痫发作药物的冗长名称时，作者提供了药品名称的中英文对照，避免患者由于中英文药品名称的差异而用错药，尤其是在海外旅居需要就医的情况下。

我相信，此书的出版必将广受好评，指日可待的再版需求，将使它更趋完美。

潘伟生 教授

英国皇家外科学院院士

香港大学医疗系统外科学教授

香港中文大学荣休教授

# 序言2

癫痫是人类神经系统古老而常见的疾病之一，在我们日常生活中并不少见，但在古今中外历史记载中，由于癫痫发作的多样性和复杂性，其往往被"污名化"，贴上消极标签。癫痫常常被误认为是一种精神疾病，癫痫患者受到了某种"诅咒"。在中世纪的欧洲，人们误认为癫痫是"中邪"或者"灵魂附身"等。为此，人们通过"作法驱魔"或者"祈祷"等手法来"处理癫痫患者"。直到进入文艺复兴时期，得益于神经解剖学上的发展，才重塑了对癫痫的正确认识，让人们对癫痫的认识走入科学的轨迹。在我国历史上癫痫也曾被污名化为"羊癫风"或"猪婆风"等，往往用一些"封建迷信的方法"对待癫痫患者，其结果可想而知。

中国抗癫痫协会（CAAE）成立19年以来，领导和带动各省区市的抗癫痫协会，在提高我国癫痫诊疗水平、普及癫痫知识方面做了大量卓有成效的工作，推动了我国抗癫痫事业取得长足进步。每年"6·28国际癫痫关爱日"活动在全国各地开展得如火如荼，提高了社会对癫痫患者的关注、关爱，使得不少癫痫患者和家属受益。可是，尽管广大癫痫专业人员和机构努力科普宣传癫痫知识，社会上仍然存在着认识上的误区和偏见。有些成人癫痫患者和癫痫患儿家长对癫痫基本知识知之甚少。又由于不良信

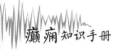

息误导，部分患者及家属对于癫痫的基本知识偏听偏信，甚至歪曲理解。基于以上因素，《癫痫知识手册》由多位长期从事癫痫专业的一线临床专家结合临床实际和长期临床经验总结撰写，旨在用深入浅出、通俗易懂的文字配合简图介绍癫痫基本知识及其相关专业知识，回答社会大众对于癫痫疾病最关心的问题，破除、纠正有关癫痫的误解和固有偏见，帮助社会大众对于癫痫疾病有更加深入、更加科学的了解。同时，相信学习《癫痫知识手册》对于普通医务工作者和癫痫专业初学者也有一定的帮助。

最后，谨祝愿《癫痫知识手册》的出版发行，能满足广大癫痫患者及其家属所需，能惠及社会大众，能在我国抗癫痫事业科普教育中做出应有的贡献。

周列民 博士
主任医师、教授、博士研究生导师
中国抗癫痫协会副会长、广东省抗癫痫协会会长
中山大学附属第七医院神经医学中心主任
2024年3月于深圳

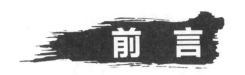

# 前 言

感谢广大患友的信任,感谢各位老师、同道的支持,感谢南方医科大学神经网络外科学小组的辛勤付出,感谢广东省自然科学基金-青年提升项目等大力资助,感谢家人们多年来的默默付出,使这本书得以出版。

在这个信息爆炸的时代,我们无时无刻不被纷纷扰扰的信息所侵扰,但真正认识一件事却并非易事,尤其在充满晦涩专业术语的医疗领域。对于癫痫这类病因复杂、病症多样、治疗个体化的神经系统常见病、多发病,很多人的认识也许仅仅停留在"羊癫风"或"鬼上身"等名称上。为此,期望这本《癫痫知识手册》能为读者提供一个全面系统、形象生动地普及癫痫的窗口,让癫痫患者更有信心战胜疾病,让社会更好接纳癫痫患者。

本书由95个临床实践中癫痫患者的常见问题串联而成,通俗易懂的问答形式结合200多幅生动的漫画,旨在以癫痫患者为中心,解答患者在不同阶段最可能遇到的困惑。全书共分为7章,从基本概念"关于癫痫"出发,逐步深入"癫痫的诊断和分类""癫痫的病因""癫痫的治疗和处理",再到"癫痫的转归和预后",每一章都是编者精心构筑的知识岛屿,旨在让读者深入了解癫痫。

另外,在"生活与癫痫"这一章中,编者探讨了社会大众如

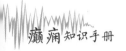
何在日常生活中理解和帮助癫痫患者，帮助更多人了解、关心这一特殊群体。更进一步，针对儿童这一常见癫痫人群，在"小儿癫痫"一章中，编者详述了小儿癫痫的特点、治疗及预后，为癫痫患儿家长提供参考。

编者以临床一线癫痫工作者为主，为确保准确性与权威性，本书在以编者的临床经验为基础的同时，以中国抗癫痫协会编著的《临床诊疗指南——癫痫病分册（2023修订版）》为蓝本。其中的专业术语势必给读者带来不小挑战，为此，每章节有附加的专业术语解释及相关知识链接。尽管编者力求做到尽善尽美，但由于水平有限，加上知识日新月异，书中难免会有疏漏和不足之处。因此，编者真诚地希望广大读者能够提出宝贵的意见和建议，让这本书不断完善。愿这本《癫痫知识手册》能够成为您了解癫痫的良师益友，为您带来知识的力量和思考的乐趣。

"道阻且长，行则将至；行而不辍，未来可期。"让我们一起揭开癫痫的神秘面纱，为更多的癫痫患者送去希望。

王军 博士

副主任医师、硕士研究生导师

南方医科大学珠江医院神经外科中心/小儿神经外科副主任

2024年3月于广州

目　录

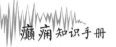

癫痫知识手册

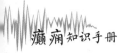

# 第 1 章

# 关于癫痫

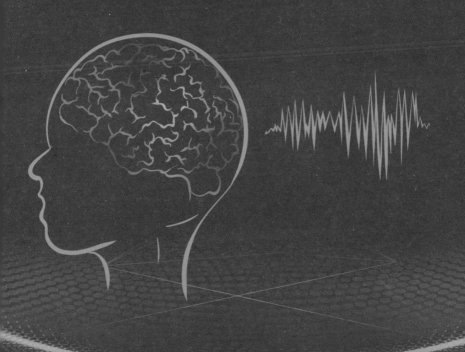

## Q1 为什么要了解癫痫?

**癫痫**是一种常见的神经系统疾病。据世界卫生组织报道,全世界有着5 000万左右的癫痫患者,而我国的癫痫患病率为4‰~7‰,有近640万**活动性癫痫**患者,同时每年都有40万左右的新发癫痫患者。在常见神经系统疾病中,癫痫的发生率仅次于**脑卒中**。但与癫痫的高发病率相矛盾的是,大众对于癫痫的认识往往是有限且片面的。

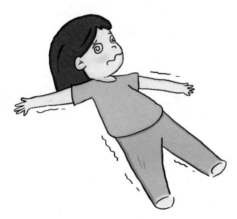

癫痫不仅患病率高,而且部分类型的危害也大。例如,**"双侧强直-阵挛性"癫痫大发作**不仅影响患者的生活质量,而且具有相当高的风险,易危及患者生命。癫痫发作往往是突然发生、没有明显预兆的。了解癫痫可以帮助我们识别和应对该疾病的发作。患者在发作期间可能会出现意识丧失、抽搐等现象。在这种情况下,需要及时保护患者免受外界伤害。如果不能正确处理处在癫痫发作状态下的患者,则很有可能使患者受到二次伤害,甚至造成生命危险。如果我们能够在癫痫发作时做出正确的判断，并了解一定的紧急处理原则（如不要试图在患者癫痫发作的时候强行控制他们的动作），就能有效避免患者在大发作时受到二次伤害。

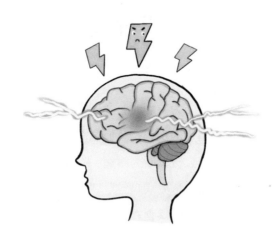

脑是智慧的物质基础，癫痫发作影响了患者思考的能力，带给患者无限的痛苦，癫痫甚至被喻为"不死的癌症"。了解癫痫可以帮助我们破除错误的迷信观念，从而对癫痫有更加科学、客观的认识。在很多文化中，癫痫往往被"污名化"，被贴上了消极的标签。癫痫常常被误认为是一种精神疾病（如前文所言，癫痫是神经系统疾病，神经系统疾病与精神疾病是不同的）。更有甚者错误地认为癫痫的发生是因为受到了某种"诅咒"——在中世纪的欧洲，人们认为癫痫是"中邪"或者"灵魂附身"，从而有人通过"作法驱除"或者"祈祷"等手法"治疗"癫痫患者，甚至对未能治愈的患者处以"极刑"。直到文艺复兴时期，得益于神经解剖学的发展，人们才开启了对癫痫的正确认识，让癫痫的诊治走入了科学的轨迹。

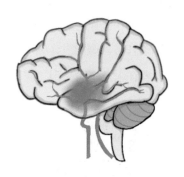

　　当身边的亲友被诊断为癫痫时，我们常常会感觉焦虑迷茫、无所适从。面对一个陌生的疾病，我们急需寻找相关资料来解决内心的疑惑。"我的亲人被诊断为癫痫，有什么治疗方式？"癫痫会遗传吗？""癫痫是传染病吗？""我的朋友有癫痫，他能不能吃鱼？""癫痫患者的饮食有什么禁忌吗？""如果我在公共场所遇到癫痫发作的人，我应该怎么做？"网络信息良莠不齐，同一问题往往能查找到不同的答案，让我们难以判断取舍。我们期望通过回答癫痫患者及他们身边的人最迫切、最关心的问题，解释他们心中所惑，让《癫痫知识手册》能够成为一本有温度、有内涵、有系统的小型工具书。

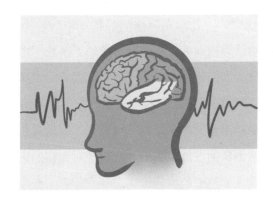

了解癫痫有助于我们更好地了解相关研究和治疗方法的发展，从而知悉更多新技术衍生的治疗手段，并帮助我们明白其优势和不足。虽然目前已有多种癫痫的治疗方法，但这些方法并不总是能完全控制癫痫的发作，有时甚至会有副作用。我们需要更多的研究来开发新的治疗方法，以达到更好的治疗效果并提升患者的生活质量。我们期望通过本书唤起社会大众对癫痫群体的关注，进而推动有关研究的发展，为癫痫群体带去更多的福音。

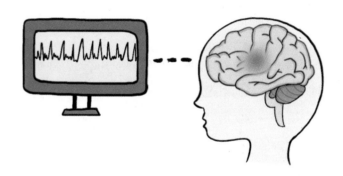

　　同时，如果我们或者我们的亲友不幸被诊断出患有癫痫，了解这种疾病的本质，并掌握一些相关的诊治手段和诊断依据，了解其可能的治疗方案以及方案的优点和副作用，都可以帮助我们与医生进行更好的沟通，进而共同做出最优决策，并且能更好地参与到癫痫患者日常的辅助治疗中。

　　综上所述，了解癫痫对于患者、医生和社会都是非常重要的。社会大众对于癫痫的认识仍然存在误区，了解癫痫、理解癫痫患者可以帮助我们更好地识别和处理癫痫发作，更好地了解和应用新的治疗方法，更好地应对癫痫。

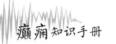
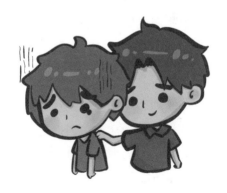

## *Q2* 什么是癫痫?

　　癫痫主要是由反复发作的**脑电活动**异常引起的。患者脑部神经元异常过度放电,从而引起短暂且反复发作的中枢神经系统功能失常。癫痫不是单一的疾病实体,而是一组有着不同病因基础、临床表现各异但以癫痫反复发作为共同特征的慢性脑部疾病。

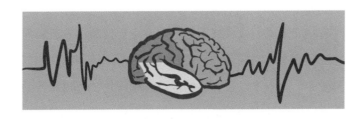

　　癫痫发作是一场突如其来、难以预测的健康危机。癫痫发作可能在任何时间、任何地点,比如在工作场所、在学校,甚至在公共交通工具上都可能会发生。当患者接触到不可预知的癫痫诱发信号时,比如突然的光电等,大脑内会产生一场异常的"风暴",大脑内受影响的区域会将异常的"风暴"信号通过信息传递的方式蔓延至相应控制区，以肌肉痉挛、失神等形式作为外在表现。由于癫痫发作的突然性，患者癫痫发作的地点可能不安全，具有潜在的危险（如在楼梯、转角等处发作可能会导致摔伤），突然的发作也可能会将患者癫痫发作时的病态暴露在公共场合。这不仅使患者处于物理意义的危险之中，也使他们的精神健康受到了伤害。部分患者可能会因为担心发作而陷入恐慌，他们甚至可能会因为害怕别人的看法而避免社交活动。

癫痫是一种需要长期治疗的疾病。癫痫的治疗过程是循序渐进的，通常不会一蹴而就。这种特性降低了患者及其家庭成员的生活质量，将他们推入了一个充满困扰和痛苦的旋涡。长期的治疗容易让患者产生畏惧感和对家庭的负疚感。这种病症的不确定性和不可预测性使患者生活在持续的恐惧和焦虑中，这无疑会对他们的心理健康产生严重的影响。

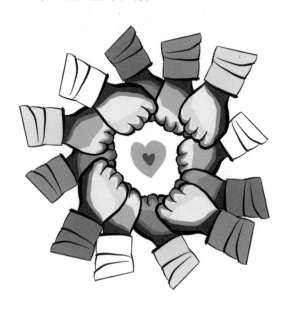

患者乐观积极的态度，家庭与社会的支持和鼓励都是治疗慢性疾病的一剂良方。患者及其家庭成员除了需要面对疾病本身，同时还要面对随之而来的精神和经济负担。社会对于癫痫的认知偏差，可能会对患者及其家庭成员的内心造成负面影响。从社会环境来看，理解和支持比误解和偏见更能帮助患者应对疾病。

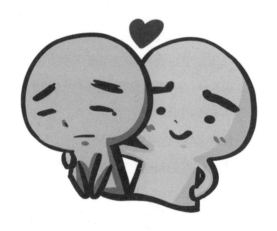

每位癫痫患者都有自己独特的经历，也需要面对独属于自己的挑战。在与疾病相处的道路上，他们怀着自己的梦想和追求，努力地蹒跚前行。

因此，为了减少社会中的误解和歧视，癫痫的科普宣传，患者及其家属的经验分享都显得尤为重要。我们鼓励社会营造一个更包容和理解的环境，希望每位癫痫患者都能在一个无压力和无歧视的环境中生活。

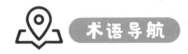

## 术语导航

【1】癫痫：即俗称的"羊角风"或"羊癫风"，是大脑神经元突发性异常放电，导致短暂的大脑功能障碍的一种慢性疾病。

【2】活动性癫痫：即持续发作或需要治疗的癫痫。

【3】脑卒中：中医称为"中风"，是指脑部发生血管破裂（脑出血）或血管突然闭塞（脑梗死）的情况。

【4】"双侧强直-阵挛性"癫痫大发作：是癫痫发作的一种类型，通常表现为一系列症状，包括肌肉强直（强直期）和紧张性痉挛（痉挛期）。

【5】脑电活动：是指大脑中神经元的电信号产生和传递的过程，通常以电生理学的方法进行测量和记录。

## 资源链接

网页：International League Against Epilepsy（国际抗癫痫联盟）＞Definition & Classification（癫痫的定义和分类）【英】

网页：World Health Organisation（世界卫生组织）＞News-Room＞Fact-Sheets＞Detail＞Epilepsy（癫痫详解）【英】

网页：CDC（疾病控制中心）＞Epilepsy（对不同人群建议的癫痫详述）【英】

网页：Mayo Clinic（美国梅奥诊所）＞Diseases & Conditions＞Epilepsy（癫痫详述）【英】

# 第 2 章

# 癫痫的诊断和分类

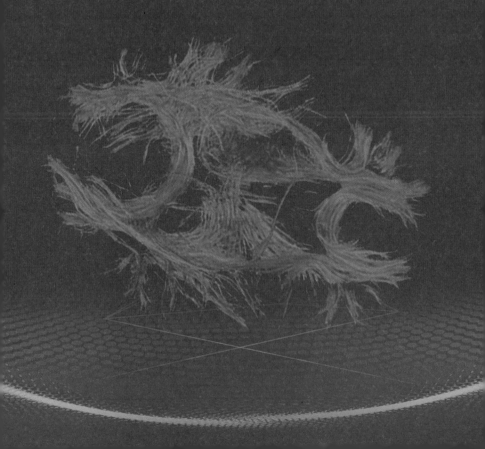

## Q3 遇到有人倒地抽搐，如何判断是不是癫痫发作？

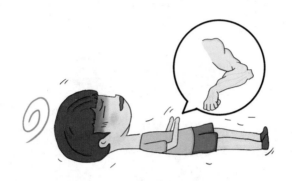

　　癫痫发作（epileptic seizure）是指脑神经元异常、过度且同步的兴奋所引起的反复急性阵发性大脑功能紊乱。主要表现为意识、运动、**自主神经**和精神障碍，是一种一过性临床表现，癫痫发作结束后患者与常人无异。

　　癫痫发作突然，可在任何时间、任何地点发生，患者可能出现突然不省人事、身体剧烈抽搐、情绪突变或感觉不适等症状。如果看到有人癫痫发作，要立刻帮助并保护他们，防止患者受伤，同时尽快寻求医疗救助，若错过时机或处理不当，可能危及患者生命。

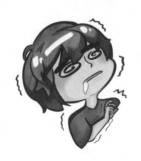

那么我们应该如何判断遇到的患者是否为癫痫发作呢？

癫痫发作的诊断应具有三方面要素：

**1. 诊断的线索**

判断癫痫是否发作，医生首先需要得知患者发作时的状态。其中，患者自己感觉到的不适（比如头晕、头痛或者恶心）很重要，同时医生也会通过观察发作的情况或者用脑电图来检查大脑的活动。我们可以用视频记录下患者的表现，以便医生更准确地分析。

描述症状：医生需要患者或救助者尽可能清楚地讲述发作时的感觉和经历，这对了解发作的具体情况非常关键。

检查方法：医生不仅会听患者描述，还会用特殊的设备（比如脑电图）来观察大脑里的电流活动，这样能更清楚地知道癫痫发作的类型。

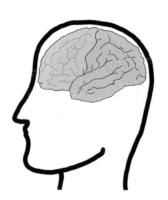
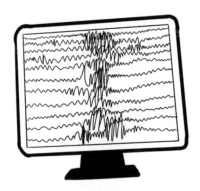

大脑不同部位的影响：癫痫发作时，如果大脑出现问题的区域不同，患者会出现不同的不适感。比如，大脑的额叶区域（也就是额头这片区域）出现异常，患者可能会感觉到心跳加速、胸

闷或者肚子靠上的位置疼痛。大脑不同区域的异常，都会导致身体出现相应的症状，这些都是医生判断的重要依据。

**2. 发作的开始和结束**

癫痫发作一般来得快，去得也快，就像是连续按了两下电灯开关，灯一亮一灭，癫痫也就一来一去。我们可以通过患者的行为或者脑电图上的变化来判断发作的开始和结束。通常，一个典型的癫痫大发作会经历三个主要阶段：预兆、剧烈抽搐和恢复。

预兆阶段：在发作开始前，患者可能会感到不安、睡不好、肚子不舒服、打嗝、心跳快、看到或听到不存在的东西（幻视、幻听）、感到眩晕等。有的时候，他们可能会感觉身体的某个部位在动，头或眼睛不由自主地往一边歪，或者突然非常害怕，感觉自己快不行了或者像是进入了梦里。遇到这些情况，周围的人要立刻帮忙，防止他们因即将到来的剧烈抽搐而受伤。

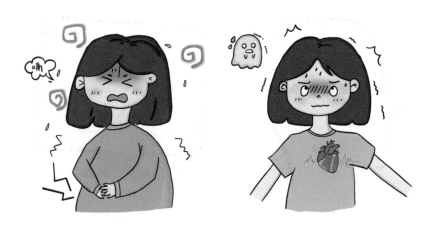

剧烈抽搐阶段：这个阶段，患者的肌肉会突然变得非常紧张，身体快速抽动，还可能会不省人事。

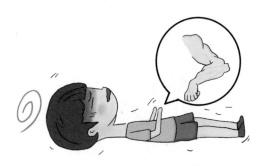

恢复阶段：发作过后，患者的身体会逐渐恢复。这时仍可能表现为咬紧牙关、肢体紧张、大小便失禁、口吐白沫等。但是随着时间的推移，这些症状会渐渐消失，患者也会渐渐清醒。

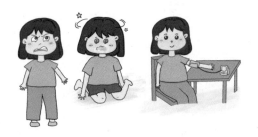

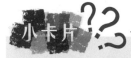

**癫痫持续状态**

当癫痫发作不停地连续发生，或者一次发作很长时间都不结束，即意味着进入了"癫痫持续状态"，这种情况包括：

1. 长时间地发作：就是一次癫痫发作超过30分钟而不结束。

2. 发作间隔太短：发作来得太频繁，患者连恢复的时间都几乎没有。

如果"癫痫持续状态"得不到及时治疗，患者可能会遇到很高的健康风险：

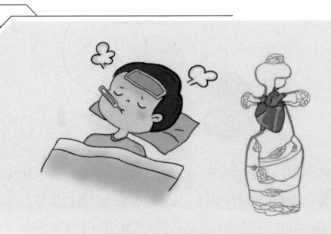

·高热：由于不停地抽搐，肌肉剧烈运动可能导致体温升得很高。

·心血管问题：癫痫发作过程中，患者的心跳和血压常升高，在心血管系统处于高负荷的运作下，如果发作持续太久，心脏和血管很可能会出现损伤。

·脑细胞受损：脑神经细胞过度活跃，时间持续太久，能量大量消耗，脑神经细胞可能会受到不可逆的损伤。

由于"癫痫持续状态"可能导致严重的残疾甚至死亡，所以一旦发生，必须马上得到医疗救助。

3. 大脑异常同步放电：癫痫发作是因为大脑里的神经细胞开始异常活跃，这种异常活动会像接力赛一样传递，导致周围的神经细胞也跟着一起活跃起来，这种"接力"可能会蔓延到整个大脑。脑电图可以直接显示出大脑里的这种异常放电活动，它对于确认是否是癫痫发作或另有其因非常重要。

**Q4    癫痫发作都有哪些类型？**

癫痫发作根据是否存在急性诱因，通常可以分为诱发性癫痫发作和非诱发性癫痫发作。

**1. 诱发性癫痫发作**

诱发性癫痫也被称为"反射性癫痫"，是指因某些特定的外界刺激或身体内部的刺激而突然引发的癫痫。比如强烈的闪光、很大的音量、大量饮酒或某些药物的副作用等，都能让大脑过度活跃，引发癫痫。举个例子，有些视频游戏开头会出现"警告"，提示游戏可能有引发癫痫的风险，这其实是对玩家负责，而不是对有癫痫病史的人不友好。这是因为游戏里面刺激的画面和刺耳的声音可能会诱发患者的癫痫发作。

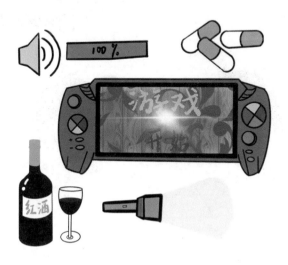

诱发性癫痫同样也会在人体内部出现某些问题的时候发生，

比如脑部感染、脑血管畸形、脑卒中、血糖不正常、体内电解质混乱或者发热等。例如，有的患者可能因为没吃早餐而导致低血糖癫痫的发生。这类癫痫通常只会在身体出现问题的时候发生，一旦问题得到解决，比如及时补充糖分，癫痫也就自然而然地消失了，但并不代表这个人以后不会再次出现癫痫发作。

这种由特定原因诱发的癫痫被称为"急性症状性发作"。其症状可有多种不同的表现形式，包括全身的剧烈抽搐、部分身体抽搐、一下子"走神"或者身体部分肌肉突然抽动。

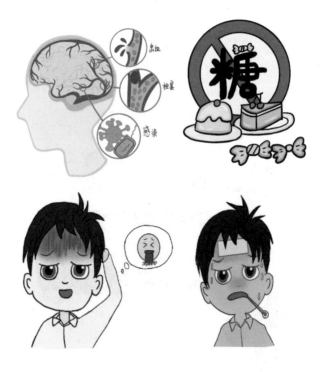

**2. 非诱发性癫痫发作**

非诱发性癫痫发作指那些发生时，我们找不到一个明确的、突然出现的原因导致的癫痫发作。它们与诱发性癫痫发作的主要区别就在于，我们是否能找到一个具体的"触发点"。比如，如果一个人因为病毒性脑炎而发生癫痫，这种情况下的癫痫就是诱发性的，因为有明确的原因。但是，如果脑炎康复后又过了好几年才出现的癫痫发作，那这次的癫痫就被认为是非诱发性的，因为它和之前的脑炎没有直接联系。

##  癫痫在临床上有哪些表现类型？

癫痫的临床表现极为多样，但通过分析其发作的程度，我们可以将其分为以下四种主要类型：

**1. 癫痫大发作**

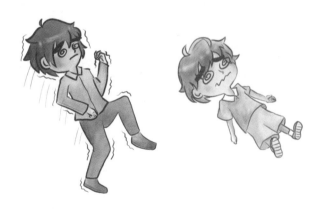

癫痫大发作发生时，情景通常是这样的：患者突然之间就不省人事了，身体一下子失去控制并摔倒。随后，他们身体各个地方的肌肉都开始非常用力地抽搐。这时，患者的头往往会往后仰，双臂弯曲，就像关节被定住了一样。他们的嘴巴也会张开然后紧紧闭上，有时候会咬伤自己的嘴唇、舌头或脸颊。

随着发作的加剧，辅助呼吸的肌肉（比如膈肌和肋间肌）也会紧张起来，使得呼吸很困难。这时，喉咙的肌肉抽搐，患者可能会发出尖叫（这种声音有时被称为"痫叫"）。在发作的下一阶段，负责呼吸的肌肉强烈收缩，患者会停止呼吸，脸色先是变得很苍白，然后变成紫色，大小便失禁，甚至可能出现瞳孔放大的情况。

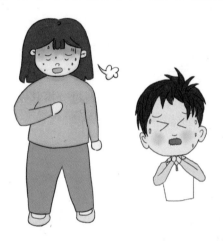

这种剧烈的抽搐会持续10～20秒，然后慢慢减缓，一两分钟后就会停止。发作结束后，患者会慢慢苏醒，重新开始呼吸，但往往会感到非常累，全身无力，可能还会昏昏欲睡，这是由于癫痫大发作期间全身肌肉剧烈收缩运动导致的。

在癫痫大发作时，脑电图上能看到大脑电活动的明显变化。通常，大脑电信号会变得不正常，且十分混乱。在这些快速且强烈的波动中，会夹杂着很多尖锐和快速的峰形电波。大脑两边的电波模式也可能会变得不一致、不同步，甚至正常的电波可能完全消失。

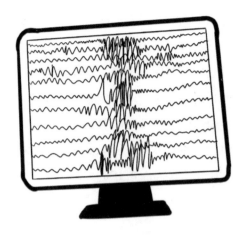

在剧烈抽搐发作阶段之前，脑电图上可能会出现一些特别的波形，比如尖锐的波、慢波，或是两者混合的不常见波形。而且，有时这些不正常的电波模式可能会一直持续，表现为一连串短暂或长时间的"爆发"。这些都是大脑电活动异常的标志，能帮助医生更好地了解癫痫大发作的情况。

**2. 癫痫小发作**

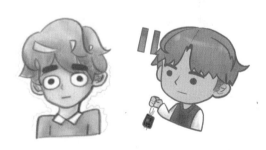

所谓"癫痫小发作"，也被称为"失神发作"，是一种特别的癫痫，主要特点是突然间"走神"或失去反应几秒钟，这在2岁以上的儿童中尤其常见。

癫痫小发作发生时，患者看起来会突然停下正在做的事情，眼神变得空洞，仿佛"灵魂出窍"。他们不会像其他类型的癫痫患者那样身体抽搐，而是静止不动，好像被按下了暂停键。这种状态通常只持续1～2秒，然后他们就能马上恢复原来的状态，继续之前的活动，但是对"失神"的那几秒没有一点印象。有时，他们手里的东西可能会在发作时掉下来。部分情况严重的患者在一天里可能会经历几百次癫痫小发作。

通过脑电图，我们能看到这种发作发生时大脑的电活动有明显的特点。这些电波的频率通常是每秒2～3次，形状看起来像是尖峰跟着一个慢波，这种模式是癫痫小发作的一个标志。

3. 局灶性发作

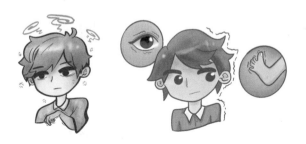

局灶性发作，也就是只影响身体的某一部位的癫痫发作，通常表现为某个部位的抽搐，但患者的意识不会受到太大影响。这种发作的症状通常只局限于身体的一小块区域，比如嘴角、眼睑或者脚趾突然开始不自主地抽动。有时，患者可能只感觉到某个部位麻木、刺痛或者像被电击一样。

这类发作一般只涉及大脑的左半侧或右半侧，可能会导致一侧身体的抽搐逐渐加剧，也就是说，患者的一条手臂或一条腿开始抽搐，接着慢慢蔓延到一侧的身体。这种情况持续几十秒到几分钟不等，结束后，受影响的肢体可能会短暂失去活动能力。

需要注意的是，这种局部的发作有时可能会扩散，影响到整个大脑，导致全身开始抽搐，这时就变得和大发作很像，我们称之为"局灶性发作转变为全面性发作"。

### 4. 精神运动性发作

精神运动性发作主要表现为心理和行为上的异常，大致可以分为两种：一种是"精神运动性迟缓"，另一种是"精神运动性激越"。

"精神运动性迟缓"会让人感觉思考变慢，注意力难以集中，记忆力下降，动作也会变得迟缓。严重的时候，患者可能会变得像木头人一样，虽然还清醒，但话语和动作都会大大减少，表现得非常迟钝。如果情况更糟，患者的全身肌肉会变得很紧张，几乎无法动弹，只能坐着或躺着不动，脸上没有表情，甚至可能不自主地流口水，对周围发生的事情几乎没有任何反应。

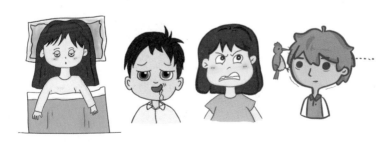

而"精神运动性激越"则是大脑一直处于紧张状态，使患者很难安静下来并总是感觉心神不宁。行为上，患者可能会变得很焦虑、烦躁，动作不停，有时候甚至会变得具有攻击性。

在这些癫痫类型中，大发作是最危险的一种，也是最需要及时获得救助的一种。因为不同类型的癫痫，起因和触发点不同，所以治疗方法也会各有差异。比如，由低血糖引起的癫痫，仅仅采用药物控制癫痫的症状，而不解决低血糖这个病因，那就只是治标不治本，甚至患者可能面临生命危险。所以，深入了解不同类型的癫痫，包括它们的成因和触发条件，是非常重要的，这有助于我们更有效地对症下药。

## Q6 怎么区分不同类型的癫痫？它们都有哪些特点？

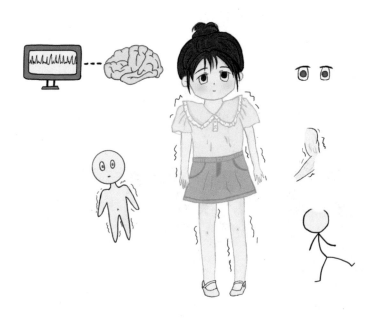

"对症下药"和"对因下药"在癫痫治疗中尤为重要。不同的癫痫症状可能源自不同类型的癫痫，因此只有通过患者发作时

的蛛丝马迹诊断出具体的癫痫类型，医生才能进行更加准确有效的、个体化的治疗。

癫痫发作时，患者可能会表现出各种症状，比如身体僵硬、猛烈抽搐、短暂"失神"、肌肉快速抽动或者像泄了气的气球一样无力。此外，患者也可能出现不同程度上的意识障碍。

根据影响范围的不同，癫痫发作主要分为两大类：一种是"全面性发作"，影响整个大脑；另一种是"部分性发作"，只影响大脑的一部分。针对这两种不同类型的癫痫，治疗方法也会有所不同。

## （一）全面性发作

全面性发作常有以下的几种症状：

### 1. 全面性强直-阵挛发作

也被称为癫痫大发作，是一种非常明显的癫痫表现形式。当这种发作发生时，患者会突然失去意识，身体两侧的肌肉会先变得非常僵硬，然后开始剧烈抽搐。这种发作通常还会影响到我们身体里的"植物神经"。在我们的身体里，有一种神经叫作躯体神经，它控制我们主动做的动作，比如伸手抓东西。但还有另一种神经系统，就是自主神经，它负责许多我们无法主观控制的身体功能，比如调节心跳速度、帮助消化等。因为这种神经系统自主运行，不需要我们主观控制，所以就像植物一样生长，不受外界影响，因此也称"植物神经"。这种神经在全面性强直-阵挛发作中可能会受到影响，引起一些不自主的身体反应，比如心跳加快或呼吸困难。

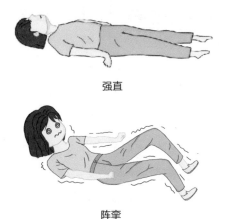

强直

阵挛

## 2. 失神发作（absence seizure）

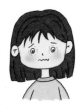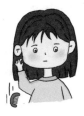

（1）典型失神：这类发作来得快，去得也快，患者会突然停下正在做的事情或动作明显变慢，伴随短暂的意识丧失。有时，还可能出现轻微的抽动或身体突然变得僵硬。这种状态通常只持续5～20秒。在脑电图上，我们会看到特殊的波形，呈现为快速的、规律的起伏。另外，当患者深呼吸时，这种发作更容易被触发。在儿童和青少年中更常见这种情况，成人则相对罕见。

（2）不典型失神：与典型失神不同，这种发作开始和结束都不那么突然，而且意识障碍的程度较轻。患者的肌肉会变得比较松弛，发作持续的时间通常超过20秒。脑电图显示的波形比典型失神的要缓。这种发作多见于有严重神经或精神问题的患者。

（3）肌阵挛失神：在这种发作中，患者不仅会经历失神，还会出现手脚抽动或身体突然变得很僵硬的情况。脑电图的表现与典型失神相似。

（4）失神伴眼睑肌阵挛：这种情况下，患者在失神的同时，眼睑或前额的肌肉也会快速抽动。脑电图则会显示出特定的快速波动。

**3. 强直发作（tonic seizure）**

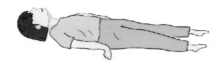

在这种发作中，患者的身体会突然变得很僵硬，就像一根直杆子。这种紧张状态通常持续几秒到十几秒，有时甚至更长。在这种发作发生时，通过脑电图检查，我们可以看到脑内的电活动发生了改变。这种类型的发作更常见于一种名为伦诺克斯-加斯托综合征（Lennox–Gastaut syndrome，LGS）的特定状况。

**4. 阵挛发作**

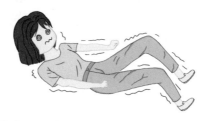

在这类发作中，患者的手脚会开始不受控制地抽动，就像有节奏的颤抖。这些抽动可能发生在两侧，并且可能持续几分钟。这时，脑电图会显示对应的阵挛发作类波形，表明大脑的活动模式发生了变化。

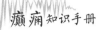
### 5. 肌阵挛发作

这种类型的发作表现为快速、短暂的肌肉抽动，就像突然被电击一样。这种抽动可以发生在身体的任何部位，持续时间非常短，只有几十毫秒。在脑电图上，这种发作通常与大脑活动突然、短暂的改变有关。这种类型的癫痫发作不仅可能在某些特定类型的青少年癫痫等预后良好的疾病中出现，在某些预后较差的疾病，例如大脑广泛损伤的情况下也可能出现。

### 6. 失张力发作（atonic seizure）

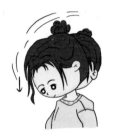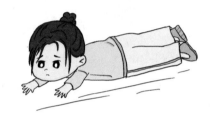

这种发作的特点是肌肉突然失去张力，持续时间为1～2秒或更长，可能导致患者突然摔倒。发作的严重程度不一，轻微的情况可能只是简单的点头动作，而严重的情况可能导致站立时跌倒。在脑电图上，这种发作表现为突然的、全面的电活动改变。这种类型的发作通常与某些特定的、更严重的癫痫类型有关，如伦诺克斯–加斯托综合征和肌阵挛–失张力癫痫（Doose syndrome）。

## （二）部分性发作

部分性发作症状较全面性发作轻微，且一般不伴有意识障碍。

### 1. 简单部分性发作（SPS）

是一种局灶性癫痫发作，不会造成意识丧失。这种发作根据大脑受影响的特定区域，可以有不同的表现：

**运动性发作**：影响身体某一部位的自主运动，如手臂或腿部的抽动。

**感觉性发作**：影响感官，导致异常的视觉、听觉或触觉体验，例如闪光、噪声或不寻常的皮肤感觉。

**自主神经性发作**：影响身体的自主神经系统，可能引起心慌、胸闷、呼吸困难、疲劳、焦虑、失眠、多梦或不安。

**精神性发作**：可能导致短暂的思维或情绪异常，例如突然的恐惧感、幻觉或妄想。

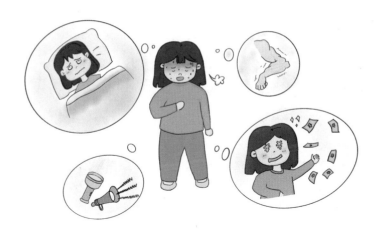

简单部分性发作的症状通常短暂，并且患者在发作期间通常保持清醒状态，能够记住发作发生时的情况。不过，这种发作有时可能会进一步发展为复杂部分性发作，这时患者的意识可能会受到影响。

**2. 复杂部分性发作（CPS）**

是一种特殊类型的癫痫发作，其特点在于发作时，患者会经历从意识模糊到意识丧失的不同程度的意识障碍。此外，患者可能还会经历类似于简单部分性发作的各种症状，如肌肉抽搐、异常感觉、恐惧感甚至幻觉等。这些症状可能单独出现，或同时伴随意识的改变而出现。

### 3. 继发全面性发作（SGS）

是起始于大脑的某一局部，但随后迅速扩散至整个大脑的发作。这种情况开始时可能是简单或复杂的部分性发作，但随后会发展成涉及全身的发作，如全身**强直-阵挛**发作、单纯强直或阵挛发作。虽然它们最终影响了整个大脑，但这些发作在本质上还是源自大脑的一个特定区域。

**小卡片 ?? 癫痫为什么被称为"羊癫风"？**

"羊癫风"是癫痫的一种通俗说法。这个名字的由来是因为患者在癫痫发作时，常会突然失去意识并倒地，四肢抽搐，眼睛上翻，嘴里流出白沫，甚至发出类似羊叫的声音。其实，这种声音是由于发作时脑细胞异常活动引起的喉肌痉挛造成的，与羊无关，也不是通过接触羊传染的。这个比喻更多是为了形容发作时的某些症状，而非字面意义上的"羊身上的疾病"。

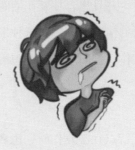
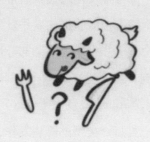

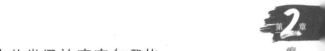

## Q7 婴儿、新生儿常见的癫痫有哪些？

婴儿早期癫痫性脑病通常是由于在围产期（怀孕28周到新生儿出生后1周）遇到严重问题或是天生的脑损伤造成的。在这种情况下，婴儿的大脑结构可能会有明显的异常，而他们的脑电图也会展现出特定的波动模式，被称为"爆发–抑制"波动。可能导致这种情况的原因包括出生时的缺氧、窒息、产伤、遗传代谢病，或是由于大脑皮质发育不正常导致的脑部畸形等。

这些婴儿的典型症状包括他们的两臂会向前举起，头和身体会向前倾，看起来像是在不停地点头。这样的发作每次可能会持续2～10秒，不容易被家长注意到。患儿可能会表现出频繁和连续的点头动作，每轮发作可能会重复数十次。这些发作通常在患儿刚刚入睡或半睡半醒的时候发生，严重者可能伴随着意识的丧失、脸色发紫、出汗、尖叫并出现痛苦的表情。

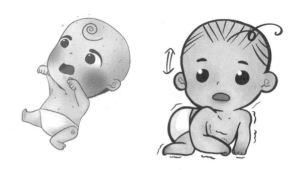

随着婴儿渐渐长大，这些发作可能会转变为婴儿痉挛，然后可能进一步发展为更复杂的癫痫类型。与此同时，他们的脑电图

也可能会发生变化，从"爆发–抑制"波动变为更不规则的慢速**棘波**活动。

常见的婴儿、新生儿癫痫类型有：

## （一）良性家族性新生儿癫痫（benign familial neonatal epilepsy）

良性家族性新生儿癫痫是一种遗传性疾病，虽然不常见，但通常预后良好。这种状况通常会在出生后7天内引起短暂的惊厥，且在几周内自行消失。这是由特定基因（*KCNQ2*和*KCNQ3*）的变异引起的，往往有家族史。

良性家族性新生儿癫痫是一种特定的癫痫形式，主要表现为新生儿出现强直和阵挛性的发作，也就是肌肉突然变得非常僵硬，然后快速抽动。这种情况通常还伴随着自主神经症状和运动性自动症。

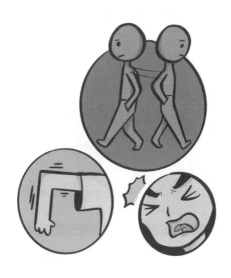

　　自主神经症状指的是患儿可能会感到心慌、胸闷、呼吸不畅和疲劳。此外，患儿可能还会焦虑、失眠或多梦，甚至可能会坐立不安。

　　而运动性自动症则是指，在发作过程中或发作后，患者可能会处于一种意识模糊的状态，此时他们可能会做出一些不自主和无意识的简单或复杂动作。例如，他们可能会咂嘴、咀嚼、点头、用双手摸索、自言自语、不自主地笑或哭，甚至可能会游走或奔跑。

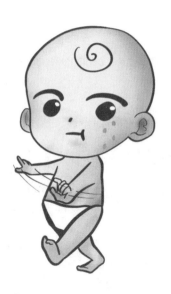

　　这些发作通常会频繁地出现，但每次发作的时间都很短暂。在没有癫痫发作的时候，患儿的一般状态是很好的。这类患儿虽然有类似癫痫发作的家族史，但在癫痫发作期间除了脑电图上显示的非特异性改变外，他们的其他检查结果通常都是正常的。

　　这种疾病主要影响婴儿，幸运的是，大多数患儿的身体运动和智力都能正常发育，且大部分患儿在幼儿时期就能完全康复。不过，也有一小部分患儿可能会出现更严重的情况，比如发展成为恶性脑病，或者因为癫痫的反复发作导致他们早期的智力发育迟缓。不过，目前我们还不太清楚，这种不良的结果是否与不恰当的药物使用和癫痫的反复发作有关。

虽然良性家族性新生儿癫痫大多能自愈，但仍有大约15%的患儿在未来可能会再次出现癫痫发作。每个孩子复发的年龄也不尽相同。比起一般人群2%的癫痫发病率，曾患有良性家族性新生儿癫痫并自愈的个体的癫痫发病率要更高一些。

## （二）良性婴儿癫痫（benign infantile epilepsy）

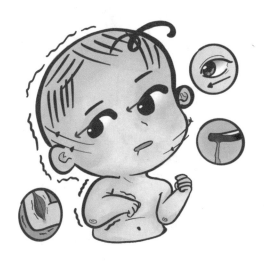

良性婴儿癫痫，过去也被称为良性婴儿惊厥，通常在婴儿3～20个月大时开始发作，最常见的是发生在5～6个月大的婴儿身上。这种状况主要是局部发作，表现为婴儿的活动突然减少或

停止，并伴有口部动作。婴儿的头和眼睛可能向一侧偏转，四肢的肌肉紧张可能增加或减少，或者一侧或双侧肢体出现抽搐。有时，这些局部发作可能会扩展到全身。

这种癫痫可以一天内发作多次，有时高达8～10次，但每次发作通常很短暂，持续时间为半分钟到3分钟。尽管发作期间婴儿的总体状况良好，但需要注意口部动作可能导致的伤害。传统的抗癫痫发作药物在治疗这种类型的癫痫时效果很好，而且婴儿在发作之前的行为和情绪通常是正常的，发作后也不会导致智力倒退。

一般，这种癫痫在婴儿2岁后不再出现，预后良好。

### （三）早期肌阵挛脑病（early myoclonic encephalopathy）

早期肌阵挛脑病是一种不太常见的癫痫性脑病，通常是由遗传问题造成的，特别是一些影响身体如何处理食物和能量的遗传性疾病，例如非酮症性高血糖症或丙酸血症等。这种状况通常在婴儿出生后不久就开始出现，表现为频繁的、剧烈的抽动。

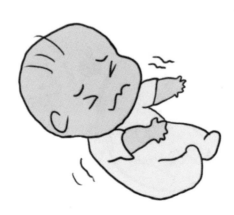

这种病的严重性在于它不仅会导致频繁的发作，而且情况通常会迅速恶化。很不幸的是，很多患有这种病的婴儿在2岁前就可能去世。即使有些孩子活了下来，他们也可能面临持续的健康问题，比如持续的抽搐、智力和身体发育问题，有时候情况会变得非常糟糕，他们可能无法与外界交流或做任何事情。至今，医生和科学家还没有找到治愈这种病的方法。

### （四）大田原综合征（Ohtahara syndrome）

大田原综合征是一种非常严重的癫痫，它通常在婴儿刚出生不久就开始发作。至于为什么会这样，科学家还不完全清楚，但他们觉得可能和家族遗传、母亲怀孕时的健康问题，或者患儿出生时出现的缺氧或窒息等问题有关。

这种综合征的主要问题是婴儿会经历频繁的、剧烈的抽搐，每天可能出现几次，甚至几十次，这会严重影响患儿的成长和发育。患儿可能在成长过程中遇到很多挑战，比如学习困难、身体发育迟缓，严重时甚至无法表达情感，比如不会哭或笑，也不会注视人或物。

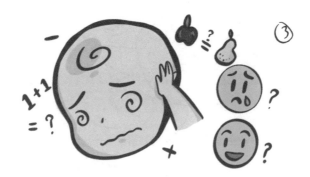

现有针对大田原综合征的治疗手段比较有限，预后较差。一些孩子随着时间的推移情况可能会变得更糟，可能会发展成其他类型的癫痫，比如婴儿痉挛症或伦诺克斯-加斯托综合征。这些状况也同样很难处理，需要终身护理。

### （五）良性婴儿肌阵挛癫痫（benign myoclonic epilepsy in infancy）

良性婴儿肌阵挛癫痫是一种不太常见的癫痫类型，通常出现在1~2岁的小孩子身上，但不会超过3岁。这种癫痫的特点是孩子的头部、眼球、上肢，甚至呼吸时用的肌肉都会突然不自主地抽动。这些抽动可能零星出现，也可能一下子出现很多次。

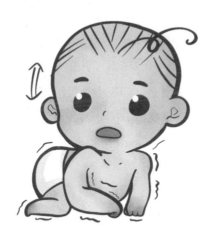

这些抽动可能让患儿突然点头，或身体突然弯曲或向后伸展。当其手臂突然向上或向外抬起时，眼球也可能突然向上翻动。有时，患儿可能会因为呼吸肌肉的抽动而突然发出声音。极少情况下，患儿可能会因为腿部的抽动而跌倒。大多数时候，患儿在发作时是清醒的，但如果抽动特别频繁，他们可能会出现头晕的症状。

这些抽动大多数时候是随机发生的，但在犯困或睡得比较沉的时候会增多。大部分抽动都很短暂，但也有患儿出现更强烈的全身抽动，并持续15～20分钟，进而可能会因缺氧而导致患儿的嘴唇或手指发紫。

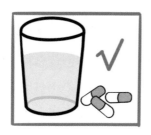 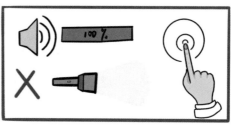

幸运的是，这种癫痫通常可以通过药物控制，并且不会影响患儿的正常生长发育。在发病后的6个月到5年，症状会自然消失，预后通常较好。但是，如果不积极治疗，患儿可能会面临轻微的学习、行为或运动障碍。因此，若您的孩子被确诊，请积极配合医生进行药物治疗，同时尽量避免刺激孩子，比如大声喊叫、强光照射或突然触摸等。

### （六）婴儿严重肌阵挛性癫痫（Dravet syndrome）

婴儿严重肌阵挛性癫痫是一种不太常见的病症，通常在患儿1岁之前开始显现症状。最初，患儿可能会经历伴有发热的抽搐，这种发作可以持续30分钟或更长时间，并影响患儿的一侧或双侧身体。然而，部分患儿在经历抽搐时也可能并不存在发热的情况。

随着孩子年龄的增长，他们可能会开始出现各种不同类型的抽搐发作，包括全身性的、一侧的、肌阵挛性的，或者其他不常见的类型。这些发作很容易被热量触发，意味着即使是轻微的发热或是气温较高的环境都可能引起发作。

尽管患有婴儿严重肌阵挛性癫痫的孩子在发育初期看不出异常，但随着时间的推移，他们的智力和运动技能可能会开始落后，甚至出现倒退。他们可能会开始表现出走路不稳、动作迟缓、说话不清或其他协调问题，这些都是大脑中控制运动的部分受损的迹象。

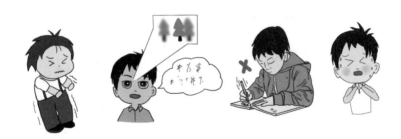

大约70%的婴儿严重肌阵挛性癫痫患儿的病症与SCN1A基因变异有关，这种变异可以从家族遗传获得。其病症的治疗非常具有挑战性，因为多数患儿对常规的抗癫痫发作药物反应不佳。此外，患有婴儿严重肌阵挛性癫痫的患儿有更高的猝死风险，大约10%的患儿可能会突然死亡。

因为这种病症对热量非常敏感，所以照顾这些孩子的家庭和医护人员需要特别注意避免患儿发热。同时应避免患儿处于过热的环境中，比如洗热水澡或直接日晒。如果患儿的抽搐发作超过

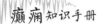

5分钟还没有停止，应立即就医，尽快控制发作。

### （七）婴儿痉挛症（infantile spasms）

婴儿痉挛症是一种通常在婴儿3～12个月大时开始出现的病症。这种病症的原因多种多样，可能与大脑受损有关，这种受损是与年龄相关的。婴儿痉挛症有三个主要的特征：癫痫性痉挛发作、脑电图显示的大脑活动高度不规则，以及精神和运动发展的障碍。

本病症的一个明显迹象是婴儿突然弯曲（屈曲）或伸直（伸展）身体，这通常在他们醒着或刚睡着时发生。这些痉挛发作可能会导致婴儿意识丧失，发作后他们可能会变得非常困倦。

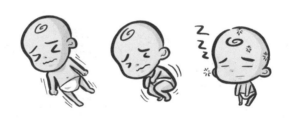

婴儿痉挛症是一种比较严重的病症，通常预后并不乐观。它是最常见的癫痫性脑病之一，处理起来可能非常困难。尽管有治疗方法可以帮助控制痉挛发作，但这种病症往往会影响患儿的生长发育。

## Q8 青少年常见的癫痫有哪些？

婴儿和青少年癫痫虽都被称为癫痫，但表现和原因却大不相同。

婴儿癫痫多因出生时脑损伤或遗传因素导致，表现为全身抽搐，频繁且难控制，可能影响患儿的生长发育。

而青少年癫痫则因素众多，如脑发育问题、感染、外伤等。症状可以是短暂"发呆"或部分肢体抽动，而不像婴儿那般剧烈。同时，青少年大脑发育更为成熟，能表达不适，治疗合作度高，医生更容易准确治疗。

这两个阶段一旦出现癫痫，家长都需立即寻医，准确诊断，及时治疗，因为这关乎孩子未来的生活质量。

常见的青少年癫痫类型有：

## （一）青少年失神癫痫（juvenile absence epilepsy，JAE）

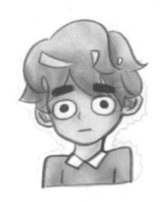

青少年失神癫痫是一种常见的癫痫类型，主要发生在7～16岁的孩子中，特别是在10～12岁。这种癫痫类型的一个显著特征是"失神"，表现为突然停止他们正在做的事情。此外，大约80%的患儿还会经历全身的强直-阵挛发作，这是一种突然的、短暂的肌肉收缩，而大约15%的患儿会有肌阵挛发作，即快速、短暂的肢体抽动。

幸运的是，尽管大多数患儿需要遵循特定的药物治疗方案，但他们的长期预后通常良好，这意味着他们能够继续正常生活。

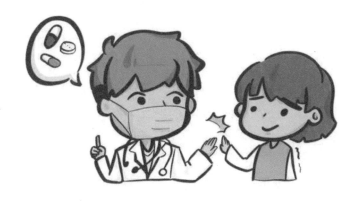

## （二）青少年肌阵挛癫痫（juvenile myoclonic epilepsy，JME）

青少年肌阵挛癫痫是一种较为常见的全面性癫痫，主要影响12～18岁的青少年，这些青少年在生长发育和神经系统检查方面通常是正常的。这种癫痫的一个典型症状是患儿在刚醒来不久会经历肌阵挛发作，这种发作主要影响双侧上肢，严重时甚至可能导致跌倒。

此外，超过80%的患儿会有全身性的强直-阵挛发作，而大约1/3的患者会有失神发作。好消息是，这种病症对药物治疗反应良好，但需要注意的是，大多数患儿可能需要长期治疗。

生活中的一些因素，如**睡眠剥夺**、过度紧张、饮酒以及强烈的光线刺激，都可能诱发或加剧这种癫痫的症状，因此患儿在生活中需要特别警惕这些因素。

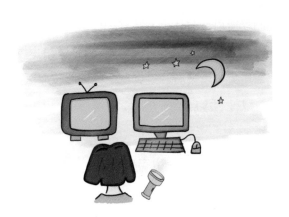

## （三）仅有全面强直-阵挛发作性癫痫（epilepsy with generalized tonic-clonic seizures only）

这种癫痫类型的特点是患儿会有全面性的强直-阵挛发作，这种发作可以在任何时间（无论是睡眠时、清醒时还是刚刚醒来时）发生，而且基本上不会有其他类型的发作。病情可能会因睡眠不足、过度疲劳或者过度饮酒而诱发。

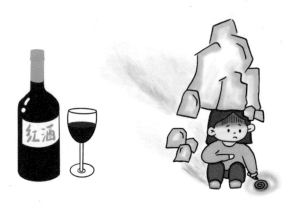

虽然这种癫痫的确切原因尚未明了，但它通常可以通过药物

治疗得到控制。所以从总体上看，这种癫痫的预后是良好的。患儿主要需要注意的是避免一些可能诱发癫痫发作的因素，如确保充足的睡眠、避免过度疲劳和过度饮酒，同时按照医生的指示进行药物治疗，以控制癫痫发作，保持病情稳定。

## Q9 成年人常见的癫痫有哪些？

成人癫痫主要分为两大类。第一类是特发性癫痫，这种情况下，医生通常找不到明确的原因，但可能与遗传因素有关。第二类是继发性癫痫，通常是由于头部受伤、大脑感染或者脑肿瘤等明确的原因引发的。

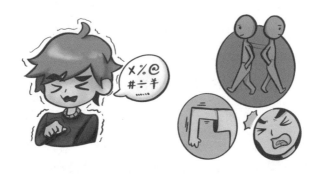

癫痫的表现有很多种，可能是全身的抽搐，也可能只是身体的一部分抽搐。有时候，患者可能会不自主地自言自语、咀嚼或吞咽。更严重的时候，可能会无目的地走来走去，或者身体的某些部位突然变得麻木。在严重发作时，患者可能会突然大喊大叫。这些都是因为大脑正常的电信号被打乱了，导致身体不受控制。

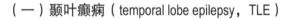

## （一）颞叶癫痫（temporal lobe epilepsy，TLE）

颞叶癫痫主要发生在成年人和青少年身上，是一种比较常见的癫痫类型。它是由于大脑颞叶功能出问题引起的，常常伴随着意识丧失。

颞叶癫痫的发作可能会导致以下问题：

言语困难：比如说不清楚或者重复同样的话。

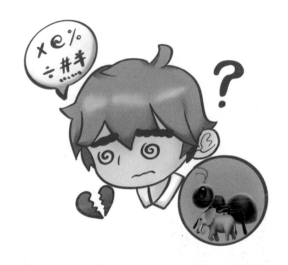

记忆问题：可能会感觉对陌生的东西似曾相识，或者对熟悉的东西感觉很陌生，甚至可能突然对很久以前的事情有非常清晰的回忆。

识别问题：可能会感觉自己好像在做梦，对时间的感觉不准确，或者感觉不真实，像是身心分离。

情感问题：在发作时可能会感觉非常高兴或非常难过，甚至可能会有强烈的自卑或被遗弃的感觉。

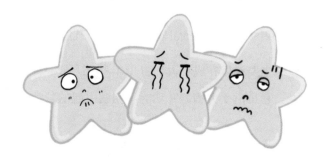

错觉：可能会感觉周围物体的大小、距离或者形状发生了变化。

幻觉：即使周围没有任何变化，也可能会出现看、听、闻等感觉异常。

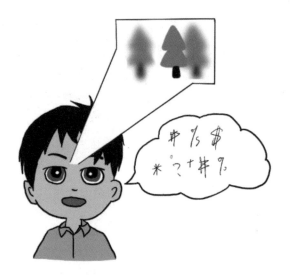

颞叶癫痫的特点是在发作时伴有意识丧失，可能表现出更为复杂的症状，例如精神症状。这些症状可能单独出现，也可能接连出现，甚至可能扩展到更大范围，导致更严重的发作。

医生通常会根据发作的特点将它分为简单部分性发作、复杂部分性发作伴自动症和继发全面性发作。有些患者可能对药物治疗反应不好，医生可能会建议他们接受手术治疗。

## （二）额叶癫痫（frontal lobe epilepsy，FLE）

额叶癫痫是一种起源于大脑额叶的癫痫病，其发生率仅次于颞叶癫痫，并且不仅儿童可能会得这种病，成年人也可能会。这种病的临床表现多种多样，每个人的症状可能都不太一样。常见的发作类型包括简单部分性发作、复杂部分性发作和继发全面性发作。这种病的特点是发作很频繁，尤其在睡眠中，而且发作时身体动作明显，但发作时间往往很短。

有一种特定的额叶癫痫叫作常染色体显性遗传夜间额叶癫痫，是一种有明显遗传倾向的额叶癫痫。这种病通常在儿童期开始发作，特点是在夜间时会有一系列短暂的复杂运动性发作。虽然患者的生长发育和神经系统检查结果大多数都是正常的，但是癫痫发作可能会伴随他们一生，通常在50岁之后发作会减轻一些。治疗这种病通常需要长期服用抗癫痫发作药物。

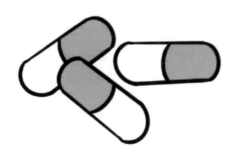

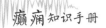

**（三）进行性肌阵挛癫痫**（progressive myoclonic epilepsy，PME）

进行性肌阵挛癫痫是一种由遗传或代谢问题导致的疾病组合，特点是会有肌肉突然快速地抽动（即肌阵挛发作），并且可能还会有其他类型的癫痫发作。随着时间的推移，患者的神经功能和智力会逐渐退化。这个病的进展速度和具体病因有关，但通常预后较差。

这个病种包括了几种具体的疾病，比如拉福拉病（Lafora disease）、神经元蜡样质脂褐质沉积症、肌阵挛癫痫伴破碎红纤维综合征和波罗的海型肌阵挛癫痫。这些疾病大多数都是遗传性的，意味着它们可能会在家族中向后代传递。

## Q18 老年人常见的癫痫有哪些？

老年人癫痫多数是因为某些具体的原因而产生，比如代谢问题、脑肿瘤或者脑血管事故。老年癫痫的表现往往与常见的癫痫不同，可能会在脑电图上显示出特定的异常波形，如暴发性的棘波和棘慢波。发作时，患者可能会经历肌肉突然变硬和抽搐，意识可能会受到不同程度的影响，并可能出现思维、直觉和精神运动方面的困难。

老年癫痫还可能伴有其他症状，如神游症和夜游症，这些都是在癫痫发作时可能出现的自动症状。有时，在某些错觉的影响下，患者可能会进行危险的行为，如自伤或伤害他人。

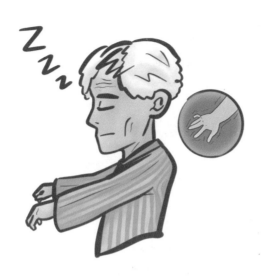

　　老年人癫痫的风险更高，因为他们的骨质通常较为脆弱。癫痫发作时容易摔倒，这可能导致骨折或头部受伤。因此，在老年人癫痫发作时，需要确保周围环境的安全，以防止进一步的伤害。此外，由于老年人可能会感到孤独，也应该注意关心他们的心理健康，以帮助预防任何可能发生的意外事件。

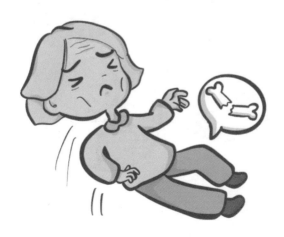

## Q11 医院会给我做哪些检查?

### (一)神经系统检查

神经系统检查是为了评估你的大脑以及其他神经系统部分的工作状态。例如,如果你发现说话变得不清楚,注意力难以集中,走直线变得困难,或者在看向一侧时眼球会抽搐,伸出双臂时手臂会颤抖,这些都可能是大脑求救的信号。神经系统检查会涵盖很多方面,包括情感、思维、语言能力、眼睛和面部的运动、肌肉的力量、协调能力等。

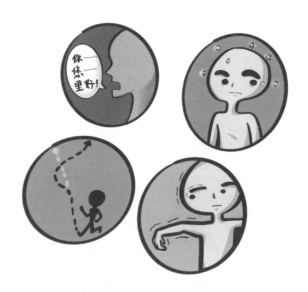

如果在检查中发现问题,可能意味着你过度使用了某些药物或者你的大脑存在某些疾病。这种检查可以帮助医生诊断出可能

的神经系统疾病，并制订相应的治疗方案。通过这种检查，医生能更好地了解你的神经系统健康状况，并为你提供必要的医疗建议和治疗。

### （二）体格检查

体格检查是一个全面评估你身体健康状况的过程。对于癫痫患者来说，重点会放在神经系统的检查上。这包括检查你的意识状态和精神状态，是否有局部体征，比如偏瘫（一侧身体无力或瘫痪）或偏盲（一侧视力丧失），以及各种反射和病理征象。医生会特别注意你的头颅的形状和大小，外貌，身体是否存在畸形，以及检查是否有某些与神经系统和皮肤相关的综合征。

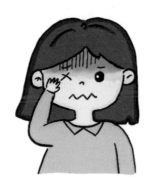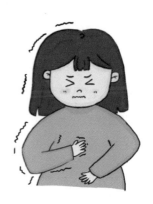

体格检查能够为诊断癫痫的病因提供初步的线索。例如，如果检查中发现某些特殊的体征，可能会提示医生你正在经历抗癫痫发作药物的不良反应。通过体格检查，医生可以大致了解你的健康状况，并建议做进一步的检查或治疗，以确保为你提供最适合的治疗方案。

（三）辅助检查

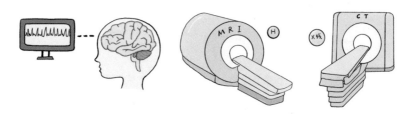

## 1. 脑电图（EEG）

通过监测脑波活动，帮助我们了解大脑是否正常工作，或者是否存在癫痫发作的迹象。它的好处是方便快捷，对于诊断癫痫相当有帮助。

## 2. 神经影像学

磁共振成像（MRI）：通过与体内的氢元素发生共振，揭示大脑内部的详细图像，帮助寻找可能导致癫痫的异常结构。

头部 CT 检查：一种X线扫描手段，对于某些特定的异常，比如钙化或出血，它比MRI更有效。

## 3. 其他检查

血液检查：通过查看血液中各种成分，可以帮助找出癫痫的可能原因，也可以监测药物是否对身体造成了副作用。

尿液检查：简单的尿检可以帮助排查某些遗传代谢疾病。

脑脊液检查：通过检查，可以确认是否存在脑部感染或某些遗传代谢病。

心电图：可以帮助找出一些可能被误诊为癫痫的心脏问题，比如心律不齐导致的晕厥。

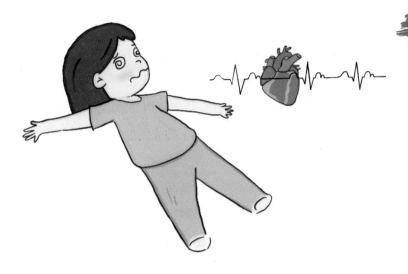

　　基因检测：现代的基因检测技术可以在很多情况下，帮助发现可能导致癫痫的遗传因素，为诊断提供额外的信息。

小卡片 **结果阳性一定代表患有癫痫吗？**

　　癫痫的成因是多层面和复杂的，目前还没有完全明了。在做一些辅助检查后，比如神经影像学检查，即便结果显示阳性，也并不意味着发现的问题和癫痫有直接的因果关系。换句话说，即使在体检中发现了某些异常，也不代表未来一定会得癫痫。另外，在基因检测方面，虽然某些基因可能与癫痫有关，但由于遗传因素会受到许多外在环境因素的影响，所以高危基因的阳性发现并不一定会导致癫痫。相反，即使没有发现异常病灶或高危基因，也存在患上癫痫的可能。因此，在进行预防检查时，应以主治医师的建议为基准，避免因一个或几个阳性结果而产生不必要的心理压力。

## Q12　孩子经常抽筋，可能是癫痫吗？

不一定。孩子抽筋可能由不同的原因导致，可以是全身性的，也可能是局部性的，每种情况下的成因也各有不同。

### 1. 全身性抽筋

高热惊厥：如果孩子高热，可能是因为体温过高导致的高热惊厥，这会引发全身性的抽筋。高热惊厥主要发生在6个月到4岁的孩子中，通常在高热时出现。这种抽筋通常很短暂，抽筋后孩子会很快恢复正常，通常在发热初期出现，并且在一次发病期间，一般只会抽筋一次。可以通过做脑电图来排除脑内疾病和其他严重疾病的可能。

感染导致的抽筋：如果孩子被猫、狗抓伤或咬伤，或者有深度的割伤，可能是破伤风或狂犬病导致的全身性抽筋。

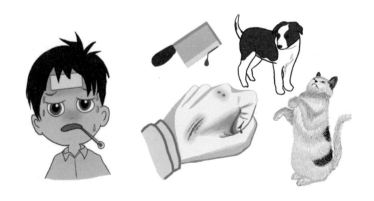

营养缺乏：孩子如果营养不良，比如缺钙或维生素D，也可能导致肌肉的稳定性降低，从而引发抽筋。

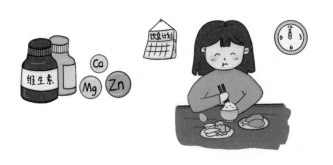

**2. 局部性抽筋**

小腿抽筋：最常见的局部抽筋发生在小腿肚子，也就是腓肠肌。这种抽筋通常在剧烈运动或长时间工作后出现，特别是在躺下或睡觉时。其原因可能是疲劳、睡眠不足或休息不足。

代谢产物堆积：如果走路或运动时间过长，使得腿部过度疲劳，或者休息和睡眠不足，可能会导致乳酸等酸性代谢产物堆积，引发肌肉抽筋。反过来，睡得过多或休息太久，血液循环减慢，可能导致二氧化碳堆积，也可能引发抽筋。

睡眠姿势：不良的睡眠姿势也可能导致局部抽筋。例如，长时间仰卧或俯卧，特别是脚面被压在被子下或床上，可能会使小腿的某些肌肉长时间处于放松状态，从而引发"被动挛缩"。

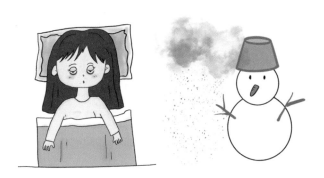

寒冷刺激：寒冷的天气或低温环境也可能导致局部肌肉抽筋。例如，在冬天夜里，如果室温较低，睡觉时被子太薄或者腿脚露在被子外面，也可能引发抽筋。

### 3. 抽动症

儿童抽动症的现象：如果小孩经常抽筋，可能是抽动症的表现。这种状况也叫"儿童抽动秽语综合征"或"多发性抽动症"，是一种在儿童中较常见的行为障碍综合征。它主要表现为不自控的、重复的动作，比如频繁眨眼、做鬼脸、摇头、耸肩，或者发出咳嗽声、清嗓声等。

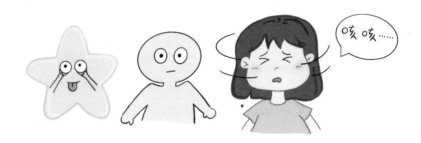

和癫痫的区别：虽然抽动症和癫痫在"抽筋"上有些相似，但它们实际上有区别。例如，抽动症通常只涉及一组或几组肌肉的突然、重复和刻板的抽动，主要出现在面、颈、肩和上肢。而癫痫的抽动则更为剧烈和有节律性，可能涉及多组肌肉快速抽动，呈现同步性抽搐。

意识控制：抽动症在一定程度上可能可以短时间受到意识控制，而癫痫的抽动完全不受意识控制。

睡眠影响：抽动症的症状在睡眠时可能减轻或消失，而癫痫可在睡眠中发生，且症状与平日无异。

意识状态：抽动症发作时，孩子的意识通常很清楚，而在癫痫发作时，孩子可能会变得迟钝，甚至可能失去意识。

其他神经系统症状：患有抽动症的孩子常常会伴有注意力缺陷、学习困难、强迫行为或口出秽语等，而患有癫痫的孩子可能会有或没有相关的脑病变化。

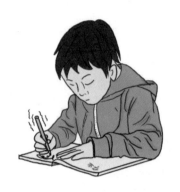
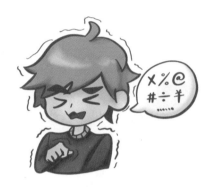

医学检查：通过医学检查，例如脑电图，也能轻易区分抽动症和癫痫。抽动症的脑电图通常显示正常或与抽动无关的背景活动慢波；而癫痫则显示慢波或癫痫样放电。

## Q13 身体的哪些表现提醒我，该立即寻求医生帮助？

癫痫持续时间太长：如果癫痫发作持续了5分钟以上，这是个明显的警告信号。

呼吸和意识未恢复：如果在一次癫痫发作结束后，呼吸和意识没有恢复到正常，这是非常严重的情况。

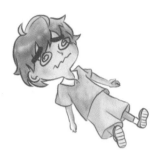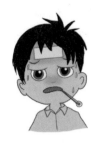

连续发作的癫痫：如果一次癫痫发作刚刚结束，又马上开始第二次发作，这需要医生的及时干预。

发热未控制的癫痫：在癫痫发作期间或者癫痫未得到控制的时候出现高热，也需要看医生。

怀孕期间的癫痫：如果在癫痫未得到控制期间发现怀孕，应立即咨询医生的意见。

伴随糖尿病：如果同时患有糖尿病，需要医生的帮助来协调治疗方案。

癫痫时的受伤：如果在癫痫发作时受伤，例如摔倒或碰伤，应及时就医。

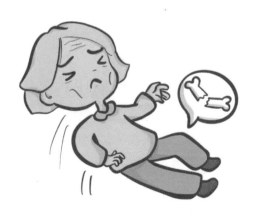

药物无效：如果你已经按照医嘱定量服用抗癫痫药，但还是会发生癫痫发作，需要告诉医生。

初次癫痫发作：如果是第一次经历癫痫发作，也需要寻求医生的建议，以了解病情和获取正确的治疗方案。

 **术语导航**

【1】自主神经：又称植物神经，是内脏神经纤维中的传出神经，也称自律神经；自主神经系统掌管着极其重要且最为基础的生理功能：如心脏搏动、呼吸、消化、血压以及新陈代谢等。自主神经系统（植物神经系统）是一个控制系统，很大程度上是无意识地调节身体机能，如心率、消化、呼吸速率、瞳孔反应、排尿、性冲动。该系统主要是控制"应激"及"应急"反应。按照功能可以将其分为交感神经和副交感神经。

【2】强直：指肌肉无法松弛，处于持续性的收缩过程中，呈现僵硬的状态。若呼吸肌出现强直则意味着随呼吸肌收缩-松弛而产生的呼吸运动将彻底停止，这是一个十分危险的信号。

【3】失张力：主要表现为突然发生的一过性肌张力缺失，身体不能维持正常姿势。

【4】强直-阵挛：指肌肉有节律地颤动的状态。

【5】棘波：是一种脑电图病理状态的波型。在脑电图上表现为一过性的波峰很尖的波型。典型的棘波上升支可以陡峭，下降支可以有一定的坡度。棘波往往是癫痫病理状态的波型，可以确诊是癫痫的病理状态，有助于临床诊断，出现大量棘波表明患

者的癫痫处于活动期，对于诊断、治疗起到很好的证据支持的作用。

【6】睡眠剥夺：指的是持续或超过16小时没睡觉的现象。

## ≡Q 资源链接

网页：中国抗癫痫协会（CAAE）官网＞癫痫病友会＞科普园地（癫痫相关的科普知识）【中】

网页：WebMD（医疗健康服务网站）＞Epilepsy ＞Guide ＞Diagnosing-epilepsy（癫痫诊断中可能使用的检查及作用）【英】

网页：Epilepsy Foundation ＞Understanding Epilepsy ＞Diagnosis ＞Neurological-exam（癫痫诊断中可能使用的检查及作用）【英】

# 第 3 章

# 癫痫的病因

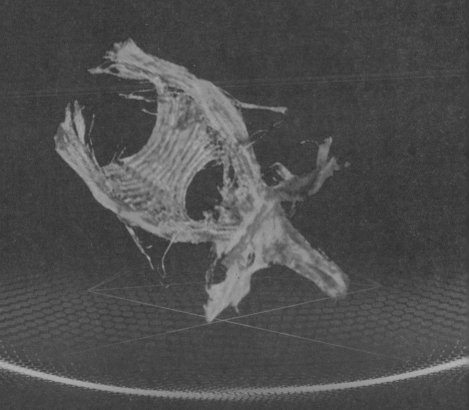

## Q14 癫痫的病因是什么？

你首先需要知道些什么？

癫痫是一种多发和常见的慢性脑部疾病，可能由多种病因引起。癫痫的发病原因包括精神因素、大脑皮质发育障碍、颅内肿瘤、脑部外伤、中枢神经系统感染等，并可能与遗传因素有关。

妊娠与分娩影响：癫痫的起源可能要追溯到婴儿还在母亲子宫时。营养缺乏（如叶酸）或困难分娩（如长时间的产程、胎儿缺氧）都可能导致大脑受损。所以说孕期的营养和分娩护理的重要性不容忽视。

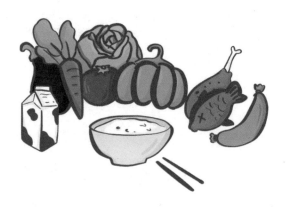

脑部疾病与损伤：脑外伤、脑卒中、感染或肿瘤等，都可能对大脑造成伤害，从而诱发癫痫。这强调了防护大脑、及时治疗脑部疾病的重要性。

先天性与后天性改变：约有1/3的慢性癫痫患者的大脑存在可能源于先天或后天的器质性变化。在这种情况下，定期的脑部检查和咨询神经科专家变得尤为重要。

遗传性因素：部分癫痫可能与遗传有关。尽管这一领域的研究仍在进行中，且复杂多变，但它提醒我们关注家族病史，以及在必要时进行遗传咨询。

代谢性因素：代谢缺陷伴生化改变如吡哆醇缺乏、葡萄糖转运体缺陷、氨基酸或有机酸代谢异常等因素，干扰到脑代谢的重要功能，从而引发癫痫发作。

免疫性因素：自身免疫介导的中枢神经系统炎症所致，癫痫发作是核心症状，相关抗体的检测是诊断的重要依据。

## *Q15* 哪些刺激可能导致癫痫的发生？

癫痫发作可能由各种刺激引发，这些刺激可以根据其来源被分为几类：视觉性刺激、听觉性刺激、躯体感觉性刺激、**内脏感觉性刺激**、**精神反射性刺激**、自我诱发性刺激和条件反射性刺激。让我们一起来看看这些"神经系统的搅局者"。

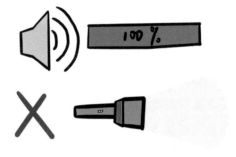

光线和声音的影响：患有婴儿肌阵挛癫痫的患儿，对强烈的

光线刺激尤其敏感。此外，突如其来的声音或触觉刺激也可能引发癫痫。这就像是大脑对"惊喜"反应过激。

惊吓性癫痫：某些大脑受损的儿童（例如缺氧后脑病、唐氏综合征、孤独症等）可能对突然的视觉或听觉刺激（比如电话铃声、金属撞击声、拍掌声、关门声，甚至咳嗽声）异常敏感，导致癫痫发作。这就像大脑对意外声音的"过度反应"。

热敏性癫痫：这种类型的癫痫可能在使用高于37.5℃的热水洗澡时发生。因此，对于这些患者来说，避免使用过热的水或长时间洗澡是必要的预防措施。

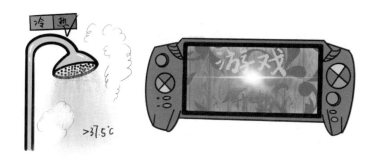

视觉性（光敏性）癫痫：这种癫痫是由环境中的光刺激引起的，特别是视频游戏中剧烈的光变化。简而言之，这就像大脑对快速变化的画面说"不"。

阅读性癫痫：在大声阅读时，某些人可能会因为刺激而发生癫痫。这好比是大脑对朗读的一种"过激回应"。

了解这些可能的癫痫诱因，可以帮助我们更好地理解和预防这种复杂疾病的发作。知识就是力量，在这种情况下，这句话尤其适用。

了解哪些疾病可能导致癫痫的发生，可以帮助我们揭开大脑损伤导致癫痫的神秘面纱。几乎任何形式的脑急性损伤都可能成为癫痫发作的"推手"。这是因为无论是脑组织直接受损还是脑血管受伤，都可能导致某些关键的神经元（即神经细胞）功能异常或死亡，从而导致大脑功能障碍。癫痫的发生，本质上是神经元功能异常的结果。脑损伤越严重，发生癫痫的风险也就越高。那么，哪些具体疾病可能导致癫痫呢？让我们来看看：

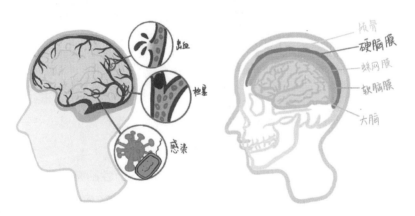

**脑卒中：**急性缺血性或出血性脑卒中，尤其是脑叶出血，是癫痫发作的常见原因。

**硬膜下血肿：**血肿会对脑组织产生压迫，增加癫痫发作的风险。

**蛛网膜下腔出血：**这种出血会影响脑部的血流、干扰脑细胞功能，从而诱发癫痫。

脑静脉血栓形成：这会阻碍脑部的血液流动，可能导致癫痫。

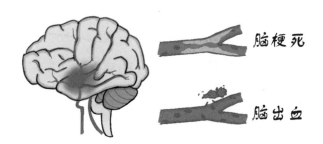

脑梗死

脑出血

创伤性脑损伤：包括脑震荡等，这些损伤会直接影响大脑的正常功能。

妊娠高血压：这种情况在妊娠期间可能发生，严重时会引发癫痫（也被称为"子痫"）。

缺氧缺血性损伤：脑细胞缺氧会导致功能异常，增加癫痫风险。

脑脓肿：各种病原体感染，尤其是金黄色葡萄球菌感染——会引起脑组织炎症，可能触发癫痫。

脑膜炎与脑炎：以脑膜炎双球菌引起的流行性脑膜炎和乙脑病毒导致的乙型脑炎较为常见，这些病症会严重影响脑功能，增加癫痫发生的可能。

了解这些癫痫的潜在诱因，有助于我们更好地预防和处理这种疾病。保持警惕，关注这些症状，可以帮助我们减少癫痫的风险。请务必记住，及时就医，是对抗这些症状的第一步。

## Q17 没有不良嗜好，我（小孩）为什么会得癫痫？

为什么没有不良嗜好的孩子也会患上癫痫，是一个有趣的生物学问题。癫痫的发生，实际上是内在遗传因素和外界环境因素在个体内相互作用的结果。根据统计，大约只有30%的癫痫是由后天获得性因素导致的，而大约70%的癫痫则具有一定的遗传倾向。

根据《临床诊疗指南——癫痫病分册（2023修订版）》所述，癫痫的常见病因可以分为几类：结构性、遗传性、代谢性、感染性、免疫性，以及原因不明的癫痫。这些因素可能单独或者联合作用，导致癫痫的发生。

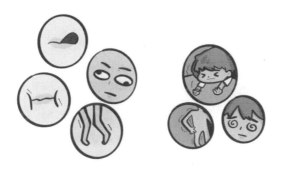

让我们分年龄段来看看这些病因：

新生儿及婴儿：对他们来说，常见的癫痫病因包括出生前及围产期脑损伤（如颅内出血、出生窒息导致的缺氧缺血性脑病）、遗传代谢性疾病、皮质发育畸形，以及母亲在孕期的营养不良或感染病毒。

儿童及青少年：这一年龄段的孩子，癫痫的常见原因包括特发性癫痫、先天性脑发育不足、围产期因素（如缺氧、窒息、分娩时的头部损伤）和中枢神经系统感染等。

**成年人：**成年人患癫痫的主要原因可能包括大脑供血不足、严重外伤、惊吓刺激导致的海马硬化、头部外伤、脑肿瘤（如胶质瘤、脑转移瘤、脑膜瘤）以及中枢神经系统感染性疾病等。

**老年人：**对于老年人而言，常见的癫痫病因可能包括脑血管意外、脑肿瘤、代谢性疾病和**脑变性疾病**等。

因此，即使没有不良嗜好，孩子也可能患上癫痫。这也提醒我们，关注孩子的健康，不仅要注重生活习惯，还要留意他们可能面临的遗传和环境风险。

## *Q18* 患有癫痫，可以结婚生子吗？

### 1. 癫痫到底是不是遗传病

**癫痫并非遗传病：**首先需要明确的是，从严格意义上说，癫痫并不是一种直接的遗传病。虽然遗传因素在癫痫发作中扮演一定的角色，但对于后天获得性癫痫患者来说，将癫痫遗传给后代的概率微乎其微。

**遗传咨询：**如果夫妻双方都有癫痫病史，或者其中一方患有先天性疾病且另一方有癫痫家族史，那么在计划怀孕前，前往医院进行遗传咨询是非常重要的。根据医生的建议，夫妻双方可以决定是否备孕以及了解孕期的注意事项。

### 2. 女性患者的特殊考虑

**病情稳定性：**如果癫痫病情不稳定，可能会发生孕期癫痫发作，进而引发早期流产或胎儿缺氧。

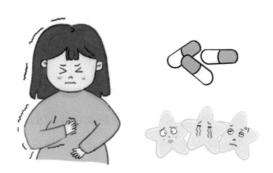

**抗癫痫发作药物影响**：孕期可能需要继续服用抗癫痫发作药物，而这些药物可能对胎儿造成影响，包括轻微或严重的畸形。不同的药物产生的影响有所不同，建议咨询专科医生。此外，也有证据表明，妊娠期使用抗癫痫发作药物可能对儿童未来的认知和发育产生不利影响。

**营养补充**：对于有神经系统病变的癫痫患者，服用营养补充剂或药物（如叶酸）来预防胎儿神经管畸形是有必要的。

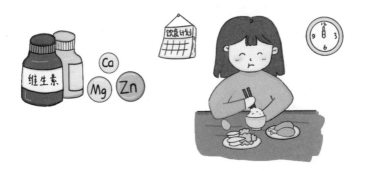

**心理压力**：怀孕期间，癫痫患者可能会遇到更大的心理压力。这时，家庭成员的支持和关怀至关重要。

避孕问题：某些抗癫痫发作药物可能降低激素类避孕药的效果，因此建议在医生指导下采取其他避孕措施，如宫内节育器或肌内注射长效避孕药。

### 3. 遗传因素对癫痫的影响

遗传性癫痫的成因：**遗传性癫痫**通常是由于遗传多个易感基因造成的。这些基因中的某一个对癫痫发作风险的作用都相对较小，但如果一个人具有多个易感基因，那么他患癫痫的可能性会比其他人更高。

遗传性癫痫的处理：大多数遗传性癫痫的治疗依赖于抗癫痫发作药物。某些遗传变化可能导致代谢异常，特定的补充剂或饮食可能有所帮助。例如，苯丙酮尿症患者需控制蛋白质摄入，尤其是肉类、鱼类、奶制品和豆类。

### 4. 未来的治疗前景

基因治疗研究：随着对某些由单个基因异常引起的罕见癫痫的了解增加，针对特定基因异常的基因治疗正在研究中。这种疗法可能会减少由抗癫痫发作药物引起的副作用，并改善患者的癫痫发作程度和频率。

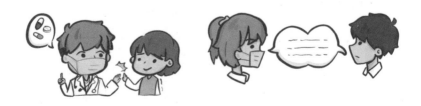

总的来说，虽然癫痫患者在结婚生子时需要考虑更多因素，但在专业医生的指导下，许多患者仍然能够安全地实现这一愿

望。重要的是要进行适当的咨询、规划，并在整个过程中获得医疗团队的支持。

## Q19 为什么脑部损伤可能导致癫痫？

理解脑部损伤为何可能导致癫痫，需要先来了解大脑的基础结构：脑部除了最为重要的脑组织以外，还包括颅骨、脑膜、**血脑屏障**等与大脑功能密切相关的结构。

脑膜的结构：颅骨与大脑之间有三层膜——硬脑膜、蛛网膜和软脑膜。这三层膜共同构成脑膜，起着保护大脑的作用。硬脑膜是厚而坚韧的，蛛网膜为半透明膜，而软脑膜则紧贴在大脑表面。

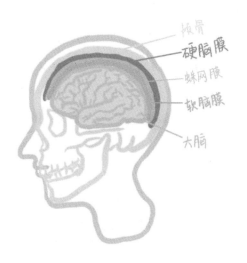

血脑屏障的作用：血脑屏障由软脑膜、脉络丛、脑血管和星状胶质组织构成。这个屏障的存在，使得大脑组织能在很大程度上避免受到循环血液中有害物质的影响，以维持大脑内环境的

稳定。

一旦以上任何一个保护组织被破坏，都可能导致许多体内或体外来源的因素破坏大脑的稳定，诱发癫痫。

颅脑外伤与癫痫：颅脑外伤是导致癫痫的重要原因之一。癫痫发生的风险取决于外伤的部位和严重程度。可能的原因包括脑部出血、占位性病变、脑萎缩、血液循环障碍导致的脑梗死、脑瘢痕形成、胶质细胞增生、血脑屏障破坏、免疫隔离功能丧失、**轴突侧支抑制系统**损伤和生化代谢的改变等。

颅脑外伤后癫痫的统计数据：遭受严重创伤后第1年内，发生癫痫的风险是轻微创伤的30倍。开放性头外伤的患者比闭合性头外伤的患者更易患癫痫，尤其是包括额叶或颞叶的大范围脑组织损伤。通常，50%～60%的患者在遭受外伤后1年内首次发作癫痫，尤其在4～8个月内最为常见，85%的患者在遭受外伤后2年内发病。早期癫痫发作增加了日后患病的风险。

颅脑损伤与感染：此外，颅脑损伤还可能导致中枢神经系统的感染，如脑炎或脑膜炎。统计显示，脑炎或脑膜炎患者发生癫痫的风险是普通人群的7倍，尤其在感染后5年内风险最高，且在15年内持续存在。感染性因素方面，病毒性脑炎的风险高于细菌性脑膜炎，而无菌性脑膜炎风险最低。在发展中国家，**脑囊虫病**是引起症状性癫痫的常见原因，此外，**结核瘤**和**弓形虫病**引起的癫痫也较为常见。

这样梳理之后，我们可以更好地认识到脑部损伤如何影响大脑的功能，从而导致癫痫的发生。这也提醒我们在日常生活中需要重视对大脑的保护和颅脑损伤的预防。

除了脑部损伤，癫痫的发生还可能与其他多种病因相关。这些病因的多样性展示了大脑复杂的生物学机制。

### 1. 葡萄糖转运体1（GLUT-1）缺陷综合征（De Vivo病）

原因：这种病症是由于葡萄糖转运体1的缺乏。这种转运体负责将血液中的葡萄糖通过血脑屏障转运至脑组织。缺乏GLUT-1意味着葡萄糖无法有效通过血脑屏障，导致脑组织能量供应不足，从而引发癫痫。

治疗：GLUT-1 缺陷综合征的治疗包括生酮饮食和药物治疗（如硫辛酸等抗氧化剂）。儿童早期开始并坚持生酮饮食通常能使病症得到显著改善。

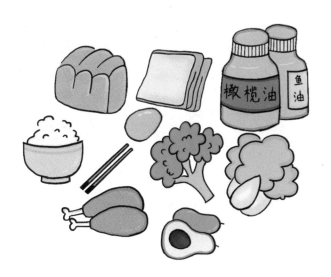

**2. 皮质发育不良（FCD）**

原因：这是一种由于大脑皮质神经元迁移障碍、细胞增殖或凋亡障碍引起的皮质发育畸形，是难治性癫痫的主要原因之一。

治疗：治疗通常包括药物和手术。在药物难以控制癫痫发作时，可能采用手术切除病变区域。

**3. 半侧巨脑畸形**

特点：这是一种罕见的**皮质发育不良**病例，特点是大脑的一个半球比另一个大，通常伴随着频繁的癫痫发作和发育迟缓。

治疗：在婴儿时期，由于大脑的高可塑性，可以通过外科手术切除受影响的大脑一侧，以减轻症状。

**4. 内侧颞叶硬化症**

原因：颞叶的海马区域是控制短期记忆和情感的重要部位。当这一区域因头部创伤或脑部感染导致氧气和血流中断，神经元死亡后，胶质细胞过度增生，形成瘢痕，导致海马硬化。

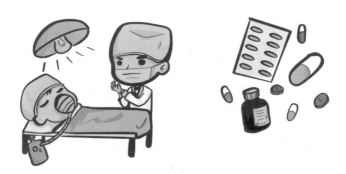

治疗：治疗包括药物和手术，如前颞叶切除术或选择性海马杏仁核切除术。药物治疗能减轻多数患者的症状，但难以治愈；部分患者可能通过手术实现治愈。

这些病因的多样性说明了大脑的复杂性以及癫痫治疗的挑战性。这也提醒我们，在遇到癫痫症状时，需要深入探究潜在的病因，并寻求专业的医疗帮助。

##  偏头痛是癫痫引起的吗?

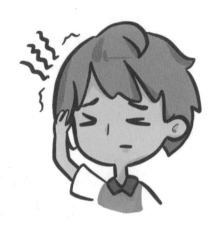

探索偏头痛是否由癫痫引起，我们需要理解两者之间的复杂关系。虽然偏头痛和癫痫是两种不同的病症，但它们确实存在一定的相关性，并且有共同的影响因素。

发作性特点：癫痫和偏头痛都是发作性疾病，意味着它们会周期性地出现和消退。两者的发作可能受到类似因素的影响，如劳累、闪光刺激、睡眠不足、情绪问题等。

发病率统计：在癫痫患者中，偏头痛的发生率较高，介于8.4%～23%。而在偏头痛患者中，癫痫的发生率也相对较高，介于1%～18%。这表明两者之间可能存在某种程度的交叉影响。

先兆性偏头痛与癫痫：特别是先兆性偏头痛患者，合并月经性癫痫的可能性更高。在这种情况下，偏头痛的症状通常更为严重，伴有视觉先兆、畏光和畏声的现象。

共患病情况：当癫痫和偏头痛成为**共患病**时，治疗的关键在于针对癫痫进行积极治疗，特别是在儿童患者中，控制癫痫发作可以有效减少偏头痛的发生。

共同的发病机制：虽然癫痫和偏头痛是两种不同的疾病，但它们可能存在共同的发病机制，这意味着两者可能分享某些生物学或神经学的基础。

为了更清楚地区分偏头痛和癫痫发作，我们列出了一个对比表，详细地介绍了两种疾病的不同特点：

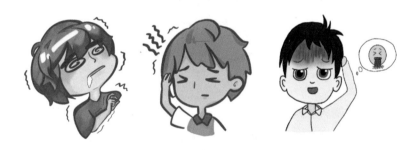

| 鉴别要点 | 偏头痛 | 癫痫发作 |
| --- | --- | --- |
| 持续时间 | 较长，可持续4~72小时 | 短暂，多少于1分钟 |
| 好发人群 | 儿童期就可出现，至中青年时期达到高峰，以女性较为多见 | 从新生儿到老年人都可能出现 |
| 诱因 | 声、光刺激以及日常活动都可能加重头痛，在安静环境下或休息后多可缓解 | 颅脑外伤、畸形、感染以及声、光、热等多种因素均可诱发，通常自行缓解 |

| 鉴别要点 | 偏头痛 | 癫痫发作 |
|---|---|---|
| 主要症状 | 以剧烈头痛为主，常伴恶心、呕吐，偶有腹泻 | 可出现各种癫痫发作形式，例如抽搐、失神等 |
| 神经系统症状 | ①视物模糊、暗点、闪光、亮点亮线或视物变形，可有同向偏盲；②一般无意识障碍或似曾相识感 | ①除闪光、暗点外，可出现较为复杂视幻觉，还可出现嗅幻觉；②意识障碍或似曾相识感常见 |
| 辅助检查 | 脑电图常提示非特异性慢波 | 脑电图可发现发作期明显的癫痫样放电 |
| 治疗 | 轻度至中度偏头痛可服用对乙酰氨基酚或布洛芬等非甾体类抗炎药缓解；严重者可用麦角胺等药物缓解；抗癫痫发作药物也有一定的预防效果 | 可以采取服用抗癫痫发作药物、镇静药或手术、脑深部电刺激、迷走神经刺激等多种方式治疗 |
| 预后 | 偏头痛的预后相对较好，可随年龄增大而逐渐缓解 | 少数癫痫可自行缓解；但大多数癫痫需要采取多种方法治疗，甚至需要终身用药，以减少发作 |

总的来说，偏头痛不一定直接由癫痫引起，但两者之间存在显著的相关性和可能的共同发病机制。了解这种关系有助于更好地理解和治疗这两种疾病。在治疗时，重要的是根据患者的具体情况进行个性化治疗，而不是将其中一种疾病简单地归因于另一种。

## Q22 癫痫患者共病心理/精神障碍的频率会更高吗?

癫痫与心理/精神障碍之间的关系是一个复杂的领域，涉及不同的共病情况，如抑郁障碍、焦虑障碍、双相情感障碍、精神病性障碍等。这些共病情况对患者的影响深远，需要综合治疗和专业关注。

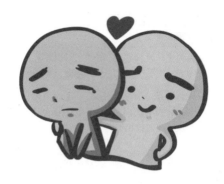

## 1. 抑郁障碍

发生率：癫痫患者中抑郁障碍的患病率高达30%，是普通人群的3～7倍。

自杀风险：癫痫患者的自杀率明显高于普通人群。

耐药性癫痫风险：共病抑郁障碍的癫痫患者更容易出现耐药性癫痫。

治疗注意事项：在使用抗抑郁药物治疗时，需考虑到药物诱发癫痫的概率，以及药物间的相互作用，应在医生指导下进行。

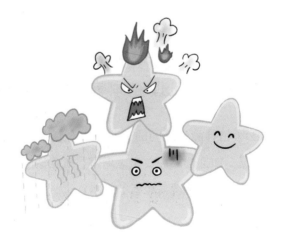

### 2. 焦虑障碍

**发生率**：癫痫患者共病焦虑障碍的比例为11%～39%，尤其是性格内向的患者比例更大。

**临床特点**：表现为恐慌、担忧疾病无药可救，伴有头晕、胸闷、心悸等症状。

**常见类型**：包括广泛性焦虑障碍、惊恐障碍、社交焦虑障碍等。

### 3. 双相情感障碍

**发生率**：约10%的癫痫患者可能出现双相情感障碍，是正常人群的2.46～3.6倍。

**临床特点**：表现为情绪波动、易激惹、愤怒、欣快和夸张等。

**治疗注意事项**：心理治疗可以改善患者的情绪状况，并可能减少癫痫发作频率。治疗方案应由精神科医生制订，并让患者家属参与。

总的来说，癫痫患者确实存在较高的心理/精神障碍共病风险，这说明了对这些患者进行全面评估和治疗的重要性。在处理癫痫的同时，也应关注患者的心理和情绪健康，以提供更全面的医疗关怀。

 术语导航

【1】内脏感觉性刺激：患者常表现为自感腹部或胸部有一股热气向头部方向上升，还可有心悸、腹痛、肠鸣、急便感等

内脏功能的障碍，或者出现腹痛等内脏不适感，随后出现癫痫发作。

【2】精神反射性刺激：是指各种高级神经活动所诱发的癫痫发作，常见的诱因有计算、下棋以及言语条件反射等。患者由于某些感觉刺激或者是精神活动，在多次的癫痫发作后，即便是想到或者是看到类似的刺激时也会引起癫痫发作。

【3】子痫：是指孕妇妊娠晚期或临产时或新产后，眩晕头痛、突然昏不知人、两目上视、手足抽搐、全身强直、少顷即醒、醒后复发，甚至昏迷不醒的疾病，被称为"子痫"，又称"妊娠痫证"。孕妇一旦发生子痫，死亡率极高。

【4】脑变性疾病：最常见的脑变性疾病有导致大脑皮质变性的阿尔茨海默病，黑质纹状体变性的帕金森综合征。还包括脑干小脑变性，如各种小脑性共济失调、脊髓小脑变性、橄榄体脑桥小脑变性等。

【5】遗传性癫痫：是指与遗传因素有关的癫痫，例如青少年肌阵挛癫痫（JME）。近年来对上百个JME家系调查发现，先证者同胞80%出现症状，家系成员除表现JME外，可有失神发作和全面性强直-阵挛发作等。115个JME家系基因连锁分析发现相关基因与6号染色体短臂6p21.3紧密连锁，命名为*EJM1*，提示本病呈常染色体隐性遗传倾向。

【6】血脑屏障：血脑屏障是由毛细血管壁和神经胶质细胞组成的血浆与脑细胞之间、血浆与脑脊液之间的屏障。血脑屏障对维护大脑内环境稳定具有重要意义，控制着可入脑的物质，因此青霉素、许多化疗药物、一些有毒物质和大多数蛋白质不能进

入脑部。

【7】轴突侧支抑制系统：是指中枢神经元兴奋时，传出冲动沿轴突外传，同时又经轴突侧支兴奋一个抑制性中间神经元，后者释放抑制性递质，反过来抑制原先发生兴奋的神经元及同一中枢的其他神经元。

【8】脑囊虫病：是由于患者口服了猪肉绦虫虫卵，虫卵在体内发育成囊尾蚴，经消化道穿出肠壁进入血液循环到达脑膜、脑实质以及脑室内。患此病后脑组织及大脑中枢损伤严重，头疼、浑身无力、肢体运动障碍，最严重的是继发性癫痫，导致视物不清，甚至失明等。在我国东北、西北、华北及河南、内蒙古等地的发病率较高，可以通过不饮用生水、防止猪粪污染等方式避免。

【9】结核瘤：是在患肺结核后，由于未能及时治疗或免疫力低下，结核杆菌转移到脑内，造成脑组织损伤坏死，周围可有纤维增生包裹病灶呈球状。

【10】弓形虫病：人群对弓形虫普遍易感，常经被感染的猫粪污染所致，还可经母婴传播，大多数感染者为无症状带虫者，严重者可出现头痛、视力障碍以及意识障碍等症状。该病在全世界都广泛流行。

【11】皮质发育不良：当胎儿在子宫内发育时，一些细胞自大脑的最内层迁移并增殖形成大脑皮层。如果此过程出现异常，部分神经元无法准确迁移到应有的位置上，而错位的神经元在本不属于它的位置发出信号，就会导致癫痫的反复发作。

【12】共患病：是指一个人同时患有多种疾病的情况。

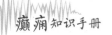

## 资源链接

网页：Johns Hopkins Medicine（约翰·霍普金斯医疗集团）＞Health ＞Conditions and Diseases ＞Epilepsy ＞Epilepsy Causes（癫痫病因的陈述）【英】

网页：Epilepsy Foundation（癫痫基金会）＞Understanding Epilepsy＞Causes of Epilepsy ＞Genetic Causes of Epilepsy（遗传性癫痫的相关症状及基因位点）【英】

文献：ZOU D，WANG L，LIAO J，et al. Genome sequencing of 320 Chinese children with epilepsy：a clinical and molecular study, *Brain*，2021，144（12）：3623-3634. doi：10.1093/brain/awab233（320名中国癫痫儿童的遗传分析）【英】

# 第 4 章

# 癫痫的治疗和处理

## Q23　癫痫发作时，如何成为有效的观察者?

遇到癫痫发作时，请成为一名合格的观察者。首先，如果有可能，请在安全的情况下，使用手机或摄像设备记录下发作过程。

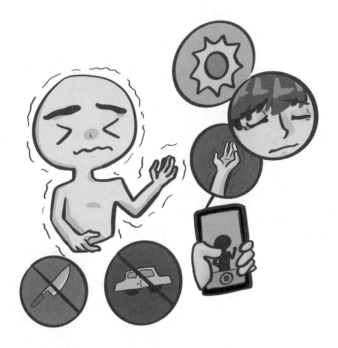

其次，在录像时，关注几个重点：保证光线充足以清晰捕捉画面，特别是患者的全身动作、面部表情和发作主要部位（如抽搐的肢体）。注意观察患者眼睛的动态、头部的扭转方向、脸色变化，是否有口吐白沫、四肢僵硬和抽搐的情况，以及是否呈现出肢体无力（对称或不对称）或呕吐症状。此外，发作后的语言清晰度也是一个重要的观察点。

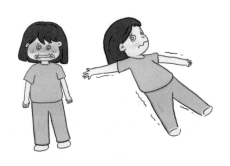

最后，注意患者所处的环境是否安全。若是在交通繁忙的场所，要及时帮助患者转移到安全地点。如果出现口吐白沫的情况，可使用纸巾清理口腔分泌物，确保患者的呼吸道畅通，避免气道被分泌物阻塞。同时需要检查是否有咬伤舌头或出血的情况发生。

在整个过程中，请保持冷静和专注。您的观察和记录对于医生后续的诊断和制订治疗计划具有重要价值。

## Q24 就诊前需要做哪些检查？

在预约医生前，患者可以在当地进行一些基本的检查，以便为诊断提供有力的支持。当然，患者也可以在上级医院根据医生实际判断进行检查。

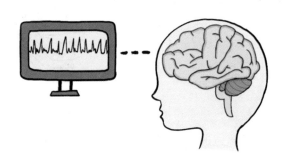

首先，脑电图检查是非常重要的一步，请确保在专业的医疗机构进行此项检查。脑电图能够展示大脑的电活动，对于诊断癫痫具有重要意义。

此外，进行常规的身体检查也是必要的，包括血常规、尿常规、肝肾功能测试、电解质水平以及空腹血糖检查。这些检查结果将帮助医生判断抽搐是由癫痫还是其他疾病如低血糖或**低钙血症**引起，它们还能协助医生更快地评估癫痫的病情，从而做出及时的治疗决策。

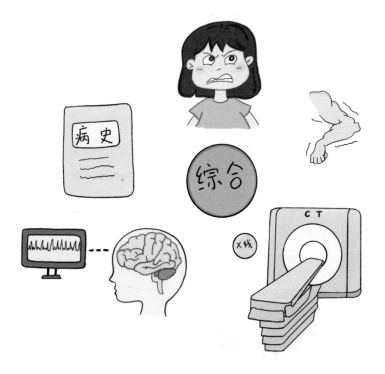

通过这些检查，患者可以为医生提供充足的辅助检查信息，确保他们能够准确地诊断和制订治疗计划。

## Q25 癫痫患者就诊时应如何向医生描述病情？

### 1. 详细描述发作情况

**发作时间和环境：** 明确指出发作更易出现的时间（比如清醒时或睡眠中）和可能的诱因（如饥饿、运动后、进食高蛋白食物后等）。

**发作的具体表现：** 尽量详细描述发作时的状况，特别是发作前或刚开始时的症状，如异常感觉、动作、行为，以及最先出现抽搐的身体部位。

**不同类型的发作特点：** 例如，精神性发作、小发作时的意识丧失情况等。可以用表格列举一下发作的特点，以便于医生快速理解。

### 2. 说明其他疾病和生活情况

**其他疾病和用药情况：** 提供是否患其他疾病及正在服用的药物信息，以便于医生判断药物间可能的相互作用。

**生活状况：** 对于儿童患者，应说明学习和发育情况；对于成人，应说明工作情况。同时提及是否有其他精神行为异常或睡眠障碍。

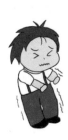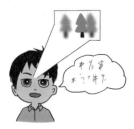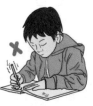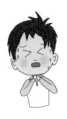

**3. 提供既往病史和家族病史**

提供过去是否有脑部损伤、脑炎、脑膜炎等**中枢神经系统**感染的经历，以及家族中是否有类似疾病的情况。

**4. 复诊时的信息提供**

在复诊时，详细说明自上次就诊以来发作情况的变化，包括性格、习惯的改变，以及对药物的过敏反应等。

## Q26 就诊时需要注意的事项有哪些？

**1. 带齐所有的医疗资料**

确保携带所有之前的检查结果，包括脑电图的详细记录、头颅的磁共振成像（MRI）或CT扫描图像、化验单等。将这些资料按时间顺序整理，有助于在就诊时全面而准确地介绍病情，避免遗漏重要信息。

建议将想要询问的问题打印出来，并在每个问题下预留足够的空间进行记录，这样方便在就诊时记录医生的回答和建议。

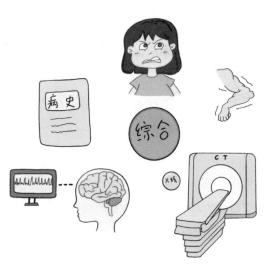

## 2. 认真听取并理解医生的建议

医生会根据病情给出专业的建议和治疗方案。如果对某些内容不太明白，不要害羞，务必明确提问直到完全理解为止。遵循医生的指导是管理病情的关键，自行做出调整可能会影响治疗效果。

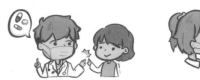

## Q27　就诊后应注意什么？

### 1. 药物使用和记录

在使用医生开具的药物时，务必仔细核对药品名称和剂量。

如果对药物有任何疑问，要及时向医生咨询。

养成记日志的习惯，详细记录发作情况、药物的效果以及是否出现任何不良反应。

按照医嘱定期进行辅助检查，如血常规、肝功能检查等，以监测药物的效果和身体反应。

**2. 定期复诊和观察身体变化**

遵循医生的建议，定期复诊，保持与医生的持续沟通。

如果感觉身体有任何不适或变化，应立即就医。在复诊时，参照之前的就诊建议进行准备。

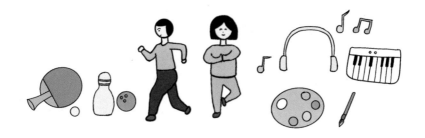

**3. 维持良好的生活习惯**

养成保持充足的休息和维持健康平衡的生活习惯。

**4. 积极了解疾病信息并保持乐观心态**

鼓励患者了解更多关于癫痫的医学知识，这有助于构建医患共同参与型关系。

癫痫是一种需要长期治疗和管理的疾病，因此患者对医生的信任和配合对疾病控制非常关键。

保持乐观心态，主动与医生沟通，是管理疾病、实现有效治疗的重要组成部分。

## 1. 药物治疗

许多抗癫痫发作药物能有效控制发作。常用的药物包括苯妥英钠、卡马西平、丙戊酸钠等。不同的药物适用于治疗不同类型的癫痫。例如，苯妥英钠通常用于控制全身性发作，而卡马西平则可能更适用于部分性发作。

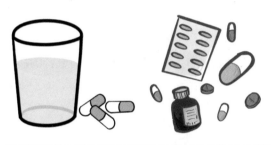

| 药物类别 | 药物名称 | 主要适应证 | 特别注意事项 |
|---|---|---|---|
| 抗惊厥药 | 加巴喷丁（Neurontin）、普瑞巴林（Pregabalin）、托吡酯（Topamax）、拉科酰胺（Vimpat） | 局灶性癫痫 | 妇女在使用丙戊酸时需注意其致畸风险 |
| | 丙戊酸（Depakene）、非尔氨酯（Felbatol）、左乙拉西坦（Keppra） | 全面性或者未分类癫痫 | |
| 苯二氮卓类药物 | 地西泮（Valium）、劳拉西泮（Ativan） | 癫痫持续状态治疗或短期辅助治疗 | 注意其成瘾性、与酒精和其他药物的相互作用，以及特殊人群使用限制 |
| | 氯巴占（Onfi） | 伦诺克斯－加斯托综合征 | |

（续表）

| 药物类别 | 药物名称 | 主要适应证 | 特别注意事项 |
|---|---|---|---|
| 巴比妥类药物 | 苯巴比妥（Phenobarbital） | 全面性癫痫、局灶性癫痫、癫痫持续状态 | 用药剂量需慎重考虑以降低先天性畸形风险 |
| 新近批准的抗癫痫发作药物 | 塞诺氨酯（Cenobamate）、大麻二酚（Cannabidiol）、芬氟拉明（Fenfluramine）、依维莫司（Everolimus） | 局灶性癫痫（如塞诺氨酯）、孤儿适应证（如大麻二酚、芬氟拉明、依维莫司） | 塞诺氨酯在快速加量时有严重副作用风险 |

### 2. 外科治疗

对于那些药物治疗效果不佳的癫痫患者，外科手术可能是一个可行的选项。这类治疗通常是在全面评估患者的病情和发作类型后决定进行的。

### 3. 生酮饮食

生酮饮食是一种特殊的非药物疗法，经常用于儿童和难治性癫痫患者。这种饮食通过改变身体的能源代谢方式，有助于减少癫痫发作。

## Q29 药物治疗在癫痫疗法中的地位如何？原理是什么？

药物治疗在癫痫的治疗中占据核心地位，是最基本且最重要的治疗手段之一。其主要作用是控制或预防癫痫发作，虽然它们通常不能彻底治愈癫痫，却能有效管理症状。

这些药物的工作机制主要是通过调节大脑中的化学物质，从而帮助稳定大脑的电活动。目的是防止大脑中出现异常的电活动，因为这种异常电活动是导致癫痫发作的主要原因。

简而言之，抗癫痫发作药物的目标是在大脑中创建一种更平衡、更稳定的电化学环境，从而减少癫痫发作的可能性。

## Q30 药物治疗主要适用于哪些癫痫患者？

药物治疗通常是癫痫患者的首选初级治疗方案。对于多数癫痫患者来说，通过药物治疗可以有效地控制发作。然而，并非所有患者都同样适合药物治疗。对于一些患者，可能会因为药物效果不佳或副作用较大而使得药物治疗效果难以达到自身期望值。

在这种情况下，医生可能会建议尝试其他治疗选项。其中包括生酮饮食，这是一种特别的饮食疗法，对某些患者可能有益，但强烈建议在医生指导下进行，不应自行尝试。此外，对于药物治疗无效的患者，外科手术也可能是一个选择。

总之，医生会根据患者的具体病情和对药物的反应来决定最合适的治疗方案。

## Q31 药物治疗有哪些副作用？

抗癫痫发作药物的副作用因人而异，常见的包括易疲劳、体重增加、出现皮疹、记忆出现问题等。因此，在开始药物治疗前，与医生充分沟通以了解可能发生的副作用并在治疗期间进行监测非常重要。药物的不良反应可以分为以下几类：

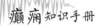

**1. 剂量相关的不良反应**

如镇静作用、视力模糊或共济失调等，通常与药物剂量相关。为减轻这类反应，建议从小剂量开始，缓慢增加至最有效且不良反应最小的剂量。

**2. 特异体质的不良反应**

通常在治疗前几周出现，如皮肤损害、严重肝毒性、血液系统损害等。这类反应与剂量无关，若出现严重反应，应立即停药并接受对症治疗。

**3. 长期的不良反应**

长期使用抗癫痫发作药物可能导致多系统损害影响。例如，长期使用苯妥英钠可能导致神经损害、**巨幼细胞贫血**、低钙血症等，后者可能进一步导致骨质疏松。为此，建议定期检查肝功能和血液指标，并补充维生素D和甲酰四氢叶酸，以预防骨骼健康问题。医生会根据患者的反应来调整药物剂量，以减少长期不良反应的风险。

**4. 致畸作用**

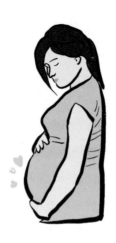

在妊娠期间使用抗癫痫发作药物（如苯妥英钠）可能增加胎儿畸形的风险。为降低这种风险，建议在妊娠前和妊娠期间补充甲酰四氢叶酸，可帮助预防胎儿的神经管缺陷。医生会根据患者的具体情况来评估和建议最适合的药物和剂量。

## Q32 抗癫痫发作药物会损害智力发育吗？

在讨论抗癫痫发作药物对智力发育的影响时，首先需要了解的是，像所有药物一样，抗癫痫发作药物也可能带来一些副作用。这些副作用因人而异，有些人可能几乎不受影响，而有些人可能会感到不适。

**1. 药物副作用的影响**

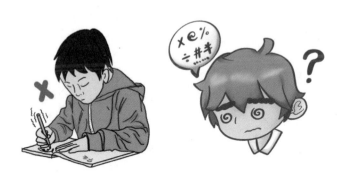

抗癫痫发作药物可能引起的副作用包括困倦、头晕或影响记忆，这些副作用可能对孩子在学校的学习产生负面影响。然而，最重要的是在控制癫痫发作和药物副作用之间找到平衡。过度使用药物以追求完全控制癫痫发作可能会导致严重的副作用，有时这些副作用的影响可能超过癫痫发作本身。

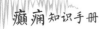
## 2. 与医生共同努力

医生通常会小心地选择药物剂量，从较小剂量开始，逐渐调整以寻找最佳平衡点，这样既能有效控制癫痫发作，又能尽量减少副作用。

## 3. 密切关注孩子的反应

如果孩子正在服用抗癫痫发作药物，医生会建议定期进行身体检查，以监测药物可能存在的不良影响。如有必要，医生会调整药物剂量或尝试其他治疗方法。

## 4. 理解和尊重个体差异

每位患者对抗癫痫发作药物的反应都不同。密切沟通，及时向医生反映任何不适，都有助于找到最适合的治疗方案。

简而言之，抗癫痫发作药物对智力发育的影响需要综合考虑药物效果和副作用。与医生紧密合作，定期监测和调整治疗计划，是确保孩子健康发展的关键。

## Q33  确诊为癫痫需要终身服药吗？

虽然并非所有癫痫患者都需终身服药，但决定是否减药或停药以及如何操作需要医生的个体化评估和指导。不同类型的癫痫对于停药的可能性也不同。

## 1. 减药、停药的可能性

60%～70%的癫痫患者在接受药物治疗后可能实现无发作状态。如果连续两年以上没有癫痫发作，就可以考虑逐渐减药甚至停药。但决策需医生根据患者病情评估，以确定停药后复发风险。

## 2. 减药、停药的准备

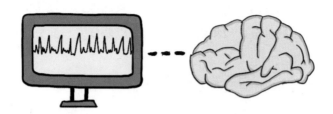

在减药前，需要进行脑电图复查，确认大脑是否仍存在癫痫信号。多数癫痫综合征在脑电图显示无癫痫样放电时才考虑减药或停药。减药过程中，每3~6个月定期复查脑电图，以确保病情稳定。

## 3. 用药、停药、换药原则

选择抗癫痫发作药物时应考虑发作类型。单药治疗从小剂量开始，逐渐增加至维持剂量。约65%的发作可通过单药治疗控制。若需合用药物，一般不超过3种，并应注意药物间可能的相互作用。

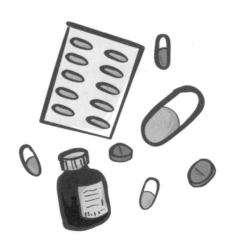

更换药物时，应逐渐过渡，避免引起癫痫发作或持续状态。

即使症状得到完全控制后，也不宜突然停药。维持治疗2～3年后，可在数月至1～2年内逐渐停药，以防复发。部分病例可能需终身用药。

长期用药应注意监测血象、肝功能等毒副作用。

孕妇服用抗癫痫药应格外慎重，因为可能增加畸胎和死胎风险。

综上所述，癫痫治疗的目标是在控制发作和减少药物副作用之间找到平衡。医生的个体化指导和患者的定期监测是实现这一目标的关键。

## Q34 药物治疗效果不佳，还有什么治疗控制手段？

当传统抗癫痫发作药物治疗效果不佳时，除了外科治疗和生酮饮食疗法，医生还可能考虑以下治疗措施：

**1. 尝试新型抗癫痫发作药物**

对于对传统药物反应不佳的患者，新型抗癫痫发作药物可能有效。虽然并非意味着所有药物对难治性癫痫无效，但随着之前治疗的失败，新药物达到完全控制发作的可能性可能降低。换药时需遵循前述原则，如小心选药、逐渐增减剂量等。

**2. 激素治疗**

某些类型的癫痫，如婴儿痉挛症和获得性癫痫性失语（Landau–Kleffner syndrome，LKS），可能对类固醇皮质激素治疗有良好反应。激素治疗的副作用可能包括体重增加、骨质疏松、免疫系统抑制等。激素治疗对儿童的长期发育也可能有影响。常用的激素包括泼尼松龙、甲泼尼龙、地塞米松等。长期使用激素可能导致依赖性，因此需在医生指导下谨慎使用。

### 3. 其他疗法

在特殊情况下，医生可能会考虑使用静脉注射免疫球蛋白等其他疗法。目前，关于难治性癫痫的研究正在进展中，包括研究药物抵抗机制和新的治疗方法，如针对疾病改变的靶向治疗。这些新兴治疗手段有望成为未来的治疗选择。

因此，在药物治疗效果不佳的情况下，还有多种备选方案可供考虑。但重要的是，所有治疗措施都应在医生的指导下进行，以确保安全性和有效性。

## Q35 癫痫外科治疗是什么？

癫痫的外科治疗是一种利用神经外科手段来控制或治疗癫痫的方法。这种治疗通常适用于那些对药物治疗反应不佳的患者，或者那些与癫痫病变与脑内特定病灶有关的患者。

在进行外科手术时，医生的主要目标是通过切除、离断或毁损癫痫病灶，或者通过手术方式阻断病理性电活动的传播，从而减轻、减少甚至完全停止癫痫发作。这样的手术不仅可以显著提高患者的生活质量，还能减少长期药物治疗可能带来的副作用。

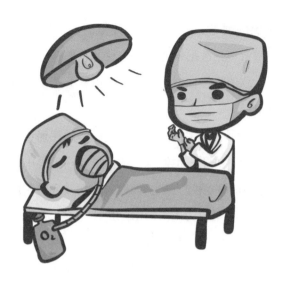

对于儿童患者，外科治疗尤其重要。在一些情况下，通过外科手术治疗可以为患儿提供更好的脑部正常发育机会，特别是在他们的大脑仍处于成长和发展的关键阶段。因此，对于年龄较小的儿童患者，外科治疗不仅是控制癫痫发作的重要方法，同时也是促进其整体发育的关键手段。

总的来说，癫痫的外科治疗是除药物治疗外，另一种重要的治疗选择，对于特定患者群体来说，它提供了提高生活质量和促进健康发展的可能性。

## Q.36 什么时候应用癫痫外科治疗？

癫痫外科治疗是一种有效的方法，尤其适用于药物治疗效果不佳或存在特定病变的患者。不过，并非所有癫痫患者都适合这种治疗。以下是应考虑外科治疗的两种情况：

**1. 药物难治性癫痫**

当药物无法有效控制癫痫发作时，医生会考虑外科治疗。这通常是在尝试了多种不同的抗癫痫发作药物后，发作仍然频繁或严重时而采取的治疗手段。

**2. 病变相关性癫痫**

指的是通过神经影像学技术（如MRI）和电生理监测技术，可准确地定位导致癫痫发作的特定脑部病变处。这些病变可能是先天性的，如脑发育异常；也可能是后天获得的，如因脑部损伤或感染形成的瘢痕。

在这种情况下，如果患者在未来停药后复发的可能性较高，即使药物能够控制发作，医生也可能会建议进行外科手术。手术的目的是减轻或去除这些病变，以减少或停止癫痫发作。

外科治疗的考虑还包括患者的整体健康状况、发作类型、脑功能区的定位等因素。在考虑进行外科治疗前，通常需要进行一系列详细的评估，包括神经影像学检查、电生理测试和心理评估，以确保手术的安全性和有效性。

## Q37 哪些情况不应该应用癫痫外科治疗？

有些患者的具体情况可能使他们不适宜进行癫痫的外科治疗，这些情况包括：

（1）有进展性神经系统变性疾病或代谢性疾病的患者。

（2）合并有严重全身性疾病的患者。

（3）合并有严重精神障碍、严重认知功能障碍的患者。

（4）由于身体某些器官问题和/或营养状况不能耐受手术的患者。

（5）确诊为自限性局灶性癫痫（属于**自限性疾病**）的患者。

（6）患者或其家属不同意进行手术。

## Q38 癫痫外科治疗有哪些方式？

癫痫外科治疗方式丰富多样，包括但不限于如下手段：

**1. 切除性手术**

切除性手术是指直接移除大脑中引发癫痫的部位。这就像是给大脑做一个"清理"，医生会小心地去掉引起癫痫发作的那一小块大脑部位。

**2. 离断性手术**

离断性手术的目的是切断引发癫痫发作的大脑区域与其余大脑的联系。想象一下，大脑里的不良信号在传播，引发癫痫。离断性手术就是切断这些信号的"通信线路"，使它们不能"乱窜"。

**3. 多软膜下横切术**

这类手术是一种非切除性手术。当致痫灶位于大脑中的重要区域时，我们不能直接切除致痫灶。这种手术通过切断大脑表层联系的纤维，阻止发作产生以及癫痫扩散。

**4. 立体定向放射治疗术**

就像是给大脑的问题部位做个"聚焦"处理，这种方法使用精确的放射线照射大脑中的特定区域，以治疗引起癫痫的部位，而不需要进行开放式手术。

### 5. 立体定向射频毁损术

这种手术使用射频能量来破坏大脑中导致癫痫的区域。通过高频电流产生的热量，精确地破坏这些区域。

### 6. 神经调控手术

这种手术使用植入或非植入技术来调节大脑的电活动或化学**递质**，就像是安装了一个控制器，从而控制或减少癫痫发作。它的优点是可逆，治疗参数可以从体外调整，并且创伤较小。

## Q39 癫痫手术前需要做什么?

在选择进行癫痫手术之前，医生会进行一系列细致的评估工作，以确定手术是否为最合适的治疗方案。这些评估通常包括以下几个方面：

### 1. 癫痫发作的详细分析

医生会仔细检查癫痫发作的特点，包括发作的类型、频率、持续时间等，以及发作时的具体症状。

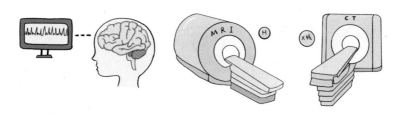

### 2. 神经影像学检查

进行脑部扫描，如磁共振成像（MRI）或计算机断层扫描（CT），以视觉化脑内结构。这些检查有助于识别可能导致癫痫的结构性病变。

**3. 电生理检查**

包括脑电图（EEG）和可能的视频脑电图监测，以记录和分析脑电活动，特别是在癫痫发作期间的活动。

**4. 心理和认知功能评估**

评估患者的心理状态和认知功能，以确定手术可能对患者认知和情绪的影响。

**5. 功能性神经成像**

如功能性磁共振成像（fMRI）或正电子发射断层扫描（PET），用于识别大脑中的关键功能区域，如语言、记忆和运动控制区。

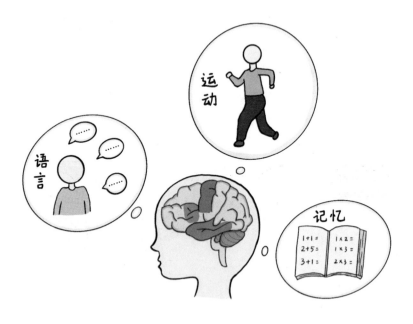

### 6. 侵入性脑电图监测

在某些情况下，可能需要进行侵入性脑电图监测，如立体定向脑电图（SEEG），以更准确地定位癫痫发作的源头。

通过这些评估，医生可以精确找到癫痫的发源区域，并确定大脑的重要功能区域，以便在手术中保护这些区域，最大限度地减少对患者的影响，并提高手术的成功率。

## Q40　癫痫手术的效果如何？

癫痫手术在处理难以用药物控制的局部性癫痫方面通常效果显著，特别是在一些特定情况下效果更加明显。例如，当患者的大脑某一侧存在明显病变（如颞叶内侧硬化或肿瘤），并且这些病变的位置与癫痫发作的电生理定位相一致时，手术通常能够有效地控制甚至终止癫痫发作。

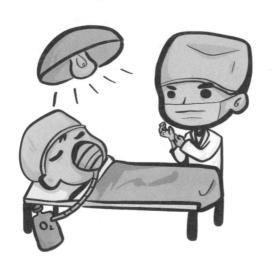

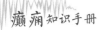

### 1. 手术的成功率

手术成功率取决于多种因素，包括病变的类型和位置、患者的整体健康状况以及发作的特点。在一些案例中，患者在手术后可以完全控制癫痫发作，或者发作频率和强度大大减少。

### 2. 潜在风险和副作用

尽管手术可能带来积极的结果，但也存在一定风险。潜在风险包括手术感染、出血及可能的神经功能损害，后者可能导致记忆问题、言语困难等。

在决定进行手术前，医生会与患者详细讨论这些潜在风险，并根据患者的具体情况评估手术的益处与风险。

### 3. 术后恢复和持续监测

术后的恢复过程也是判断手术效果的重要部分。患者可能需要一段时间的康复治疗，以及定期的医学评估和脑电图监测，以确保手术效果的持续性和稳定性。

总而言之，癫痫手术在某些情况下可以提供显著的治疗效果，但同时也需要考虑其潜在风险。医生和患者需要共同评估手术的利弊，以做出最适合患者的决策。

## Q41 什么是生酮饮食？它的原理是什么？

生酮饮食是一种特殊的饮食方案，其核心在于高脂肪、低碳水化合物和适量蛋白质的摄入，具体的营养比例为蛋白质：碳水：脂肪=4：1：15，这种比例能更好地帮助机体酮体的产生。在这种饮食中，如奶制品、肉类和特定蔬菜等脂肪含量高的食物被大量摄入，而像面包和米饭这样的高碳水化合物食物则被极大限制。

**1. 生酮状态的原理**

当摄入的食物主要是脂肪，碳水化合物极少时，身体不再依赖碳水化合物作为主要能源，而是开始燃烧脂肪以获取能量。这个过程会使身体进入一种被称为"生酮状态"的代谢状态，在此状态下，身体产生的酮体数量增多。

**2. 酮体对大脑的影响**

研究表明，酮体能帮助稳定大脑的电活动，对于控制癫痫发作具有潜在的益处。这是因为酮体提供了大脑不同于葡萄糖的能源，可能有助于减少脑神经元的异常放电。

**3. 生酮饮食的适用性和注意事项**

尽管生酮饮食在控制某些类型的癫痫发作中显示出了积极的效果，但并不适合所有人。特别是对于糖尿病患者、肝肾功能不全者等，生酮饮食可能会带来严重的后果。

在开始生酮饮食前，强烈建议向医生或营养专家咨询，以确保饮食的安全性和适应性。

总之，生酮饮食通过改变能源代谢方式，可能对控制癫痫发作有益，但考虑到其可能存在的风险和个体差异，需要在专业指导下进行。

## Q42 生酮饮食疗法适用于哪些人群?

生酮饮食是一种特殊的饮食疗法，主要应用于以下人群：

**1. 难治性癫痫患者**

包括成年人和儿童，尤其是那些使用传统药物治疗效果不佳的癫痫患者。在这些情况下，生酮饮食作为一种替代疗法，可帮助控制或减少癫痫发作。

**2. 葡萄糖转运体缺陷综合征患者**

这是一种罕见的遗传疾病，患者的大脑不能有效地利用葡萄糖。这种情况不仅导致癫痫发作，还可能引起发育迟缓和运动问题。生酮饮食通过提供大脑的替代能源（酮体），来缓解这些症状。

**3. 丙酮酸脱氢酶缺乏症患者**

这是一种代谢异常，会使得某些物质（丙酮酸盐）无法正常代谢，从而导致癫痫、严重的发育障碍和乳酸中毒。生酮饮食对这类患者可能有益，因为它提供了不依赖丙酮酸代谢的能源。

**4. 年龄限制**

生酮饮食适用于3岁以下的儿童，包括最小仅3周大的婴儿，特别是对于难治性癫痫患者。在一项研究中，使用生酮饮食的平均年龄为1.4岁。

开始使用生酮饮食的年龄并不影响治疗结果的有效性，但2岁以下儿童在使用生酮饮食时可能需要更密切的医疗监测，尤其是对便秘等副作用的管理。

请注意，生酮饮食并不适用于所有人，特别是有特定健康问题的人群，如糖尿病患者、肝肾功能不全者。在开始生酮饮食前，务必咨询医生或营养专家，以确保饮食的安全性和适用性。

## Q43 怎样应用生酮饮食？

在开始生酮饮食之前，咨询医生或营养师至关重要。他们能根据个人情况制订适合的生酮饮食计划，并监测整个过程中的健康状态。生酮饮食的实施步骤大致如下：

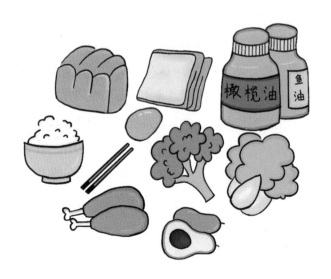

### 1. 治疗前评估

在启动生酮饮食前，医生需要对患者进行详细的病史采集和身体检查，以确保患者没有生酮饮食的禁忌证。同时，也需要记录患者的现有饮食习惯，评估患者的整体健康状况，包括评估患者是否有潜在的肝肾功能障碍，以及预估患者对生酮饮食可能的反应。

### 2. 治疗的启动和维持

生酮饮食的启动通常需要进行1～2天的禁食，以减少身体内的糖库存并加速机体进入生酮状态。此后，医生会根据患者具体情况，将脂肪占总摄入热量的比例调整至大约80%。低龄儿童和对饮食调整敏感的患者，通常需要在医院环境下进行生酮饮食治疗的监控启动，以便处理任何突发的不良反应。医生或营养师会在治疗的启动和维持阶段根据患者的疗效反馈和耐受情况调整饮食比例和内容。

### 3. 随访与治疗调整

在生酮饮食稳定后，患者应定期复诊，以评估患者的营养状况并据此调整食物热量和成分。如果生酮饮食不能显著改善患者的癫痫症状或治疗3～4个月后效果不明显，应考虑逐渐降低脂肪比例直至停止生酮饮食，并恢复正常饮食。对于癫痫发作得到有效控制的患者，通常建议维持生酮饮食至少2～3年。在遇到严重不良反应如严重消化不良、营养不良、肝功能异常等情况时，应立即寻求医生帮助并调整治疗方案。对于不耐受传统生酮饮食的患者，可以考虑使用改良阿特金斯饮食（modified Atkins diet，MAD）或中链脂肪酸甘油三酯饮食（medium chain triglyceride diet，MCTD），这两种饮食调整了脂肪和碳水化合物的比例，用于满足不同患者的治疗需求。

MAD：较传统生酮饮食而言，MAD对脂肪和碳水化合物的限制较宽松，允许更多的碳水化合物摄入，适合那些对严格生酮饮食有耐受性问题的患者。

MCTD：这种饮食主要依赖中链脂肪酸甘油三酯作为脂肪来源，而这种脂肪更容易被身体吸收和转化成酮体，适用于那些需要特别关注脂肪摄入来源的患者。

**4. 生酮饮食的禁忌证**

生酮饮食不适用于β氧化缺陷、影响葡萄糖或酮体稳定的肝脏或代谢性疾病（例如某些遗传性代谢紊乱），以及某些免疫缺陷病的患者。由于对儿童患者疗效较好，通常接受生酮饮食治疗的最佳年龄是10岁以下；其他年龄段的患者在实施生酮饮食时应在医生指导下进行。

## Q44 生酮饮食有副作用吗？

生酮饮食虽然对某些癫痫患者有益，但也可能伴随一些副作用。这些副作用的发生和严重程度可能因人而异。

**1. 短期副作用**

在开始生酮饮食的初期，一些人可能会经历嗜睡、乏力、低血糖或胃肠道不适等症状。这些通常被称为"生酮流感"，是身体适应新的能量来源时的临时反应。

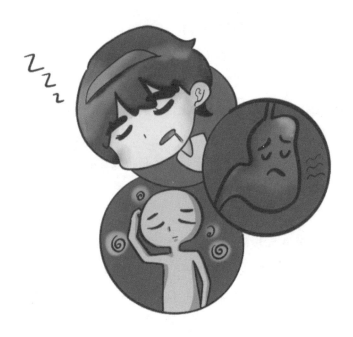

**2. 长期健康影响**

长期来看，生酮饮食可能会影响胆固醇水平和其他健康指标。例如，某些人可能会出现血脂水平升高的情况。

**3. 对肝肾功能的影响**

对于已经由于抗癫痫发作药物使用而受到肝肾功能损害的患者，生酮饮食可能会加剧这种状况。生酮饮食对于肝肾功能不佳的患者是一个重要的风险因素，可能导致酮症酸中毒等严重问题。酮症酸中毒是一种严重的代谢异常，其特征包括极高水平的血酮体和血液pH值的降低，可能威胁患者生命。

因此，在开始生酮饮食前和进行期间，医生的指导和监测至关重要。医生可以帮助评估患者的健康状况，预防和管理潜在的副作用，确保饮食的安全性和效果。

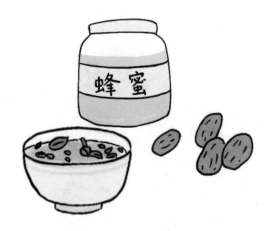

**Q#5** 在公共场所遇到他人癫痫发作，应该怎么做？

在公共场所，如果你看到有人突然抽搐、失去意识或者行为异常，他们很可能正在经历癫痫发作。下面是你可以做的事：

**1. 保持冷静**

首先，保持冷静是非常重要的，这样你才能清晰地思考如何帮助患者。

**2. 明确癫痫发作的诊断**

确定发作是由癫痫而不是其他医疗状况引起的。

**3. 保证患者安全**

确保患者周围环境的安全，远离任何可能存在的危险，比如繁忙的马路或尖锐的物品。如果可能的话，把患者头部放在柔软的物品上，以防止受伤。

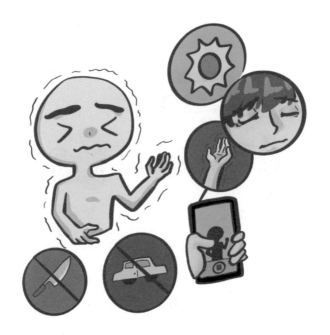

**4. 严密观察**

观察患者意识、瞳孔及生命体征变化，注意记录癫痫发作的具体症状和表现，如头是否向一侧偏斜等。

**5. 注意时间**

如果患者的抽搐超过5分钟或者反复发作，这可能是癫痫的一种严重形式，称为"癫痫持续状态"。这是紧急情况，需要立即采取行动。

**6. 寻求紧急医疗帮助**

如果你发现患者发病持续时间超过5分钟，或者发作很严重，请立即拨打紧急电话寻求医疗帮助。

**7. 不要限制患者动作**

不要限制患者的动作或把任何东西塞进他们的嘴巴里，这可能会导致患者受伤。相反，让癫痫发作自然结束是对患者更好的做法。

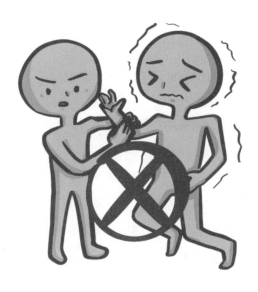

**8. 陪伴患者并提供支持**

一旦发作结束，患者可能会感到困惑或不知所措。留下来，温和地告诉他们刚才发生了什么，并等待专业人员的帮助。

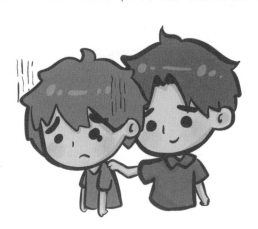

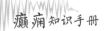

**9. 了解发作的原因**

如果是已知的癫痫患者，可能是药物剂量不足或其他原因造成的。如果是首次发作或未知原因，则需要专业医疗人员进行评估。

## Q46 癫痫治愈的标准是什么？

在讨论癫痫治愈的标准时，首先要了解的是癫痫的治疗目标和过程。通常，在被诊断为癫痫后，医生会开具药物治疗，旨在减少或停止癫痫发作。对于许多患者来说，药物治疗是非常有效的。大约有2/3的癫痫患者能通过药物治疗以保证长期无发作，部分患者甚至在停药后仍然能够保持无发作状态。

然而，癫痫的类型和严重程度各不相同。某些温和型癫痫可能不需要药物治疗就能自行消失。另一些患者的癫痫症状较轻，药物可以轻松控制。但对于一些癫痫较为严重的患者，即使使用药物也难以完全控制发作。

至于"治愈"或是说"解除癫痫诊断"，这里有两个重要的考虑因素：

与年龄相关的癫痫综合征：某些癫痫综合征与年龄相关，当患者超过特定年龄且无发作时，可以考虑解除癫痫诊断。

无发作时长：一般而言，如果患者已经10年未发作，并在最近5年内已停用抗癫痫发作药物，可以考虑解除癫痫诊断。

需要强调的是，癫痫的治愈和诊断解除需要医生根据个体情况进行专业评估。每位患者的情况都不一样，因此治疗和判断治愈的标准也应个体化。

## Q47 癫痫可以通过中医治疗吗?

癫痫确实可以通过中医进行治疗。中医治疗癫痫的目标是整体调理患者的健康状况，从根本上减少癫痫发作的影响，并提高生活质量。中医对癫痫的治疗通常分为发作期、恢复期或休止期两个阶段，具体方法如下：

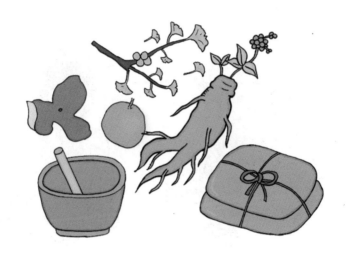

### 1. 发作期的中医治疗

在癫痫的发作期，中医治疗以"祛邪、开窍、醒神"为原则。主要采用豁痰息风、开窍定痫等方案，以祛除体内"邪气"，辅助开窍醒神。例如，祛风止痉的中药包括天麻、羚羊角、白芷等，它们有助于减少癫痫发作的频率和强度。

### 2. 恢复期或休止期的中医治疗

在恢复期或休止期，中医治疗转为"祛邪补虚"。这个阶段主要通过健脾化痰、补益肝肾、养心安神等方法来调整体质，增强身体抵抗力，减少癫痫复发。例如，柴胡、龙骨、牡蛎等药物可以用于调整肝肾功能，帮助恢复和维持稳定状态。

除此之外，中医治疗癫痫的方法多种多样，可以根据患者的具体情况灵活选择，包括结合针灸、按摩、心理调适和饮食调理等多种方法，旨在综合改善患者的整体健康状况。

通过这些治疗方式，中医不仅关注癫痫的临床症状，还注重调整患者的整体身体状态，以促进长期的健康和稳定。

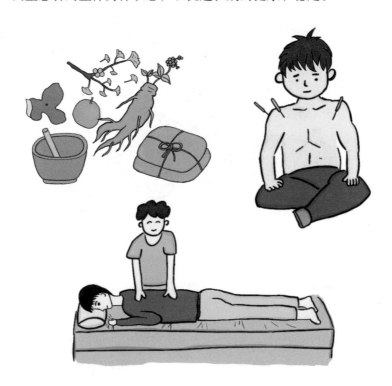

## 术语导航

【1】低钙血症：指当血液中的钙水平在正常血浆蛋白浓度的情况下，下降到8.8 mg/dL（2.20 mmol/L）以下，或者钙离子的浓度降到4.7 mg/dL（1.17 mmol/L）以下。这种情况可以由多种原因引起，包括甲状旁腺功能减退、维生素D不足，或肾脏问题。低钙血症的症状范围广泛，从轻微感觉不正常到手脚不受控制地抽搐。在严重的情况下，它甚至可能导致癫痫、神经系统问题，以及心脏衰竭。

【2】中枢神经系统：是神经系统的关键部分，主要包括头骨内的脑和脊柱内的脊髓。

【3】巨幼细胞贫血：通常是由于缺乏叶酸或维生素$B_{12}$，或因使用干扰核苷酸代谢过程的药物而引起，这种情况下，骨髓与外围血液中的细胞会出现特有的"巨幼样"大细胞性变化。这一病症的标志性表现包括细胞核成熟受阻，细胞分裂速度降低，以及细胞核与细胞质成熟不协调，进而导致细胞体积的异常扩大。此类变化不仅见于红细胞，还可能影响到粒细胞和巨核细胞。

【4】血象：指的是通过血液样本进行的标准检验，通常被称为血常规检查，包括血红蛋白水平、红细胞计数、白细胞计数及其类型分布，以及血小板数量等检测项目。

【5】自限性疾病：指的是那些能够自行好转，最终自然消失的健康问题。这种情况下，疾病的改善并不真正依赖于医生给予的治疗，而是因为这些疾病本身的性质以及患者身体对抗疾病

的自然反应。如果疾病没有引起严重的并发症，患者可能不需要进行特别的治疗，或者只需要做一些缓解症状的基本处理。

【6】递质：指在神经细胞之间进行信息或信号传递时，会释放出一些具备生物学和药理学作用的化合物。

【7】酮体：脂肪被氧化分解时产生的一种中间物质。

# 资源链接

网页：中国抗癫痫协会（CAAE）＞癫痫病友会＞就医指南＞癫痫就医流程【中】

网页：中国抗癫痫协会（CAAE）＞癫痫病友会＞科普园地＞癫痫的治疗【中】

文献：RHO JM, BOISON D. The metabolic basis of epilepsy. *Nat Rev Neurol*，2022，18（6）：333-347. doi：10.1038/s41582-022-00651-8（基于代谢的癫痫治疗机制）【英】

文献：International League Against Epilepsy（国际抗癫痫联盟）＞EPIGRAPH VOL. 22 ISSUE 1，WINTER 2020 ＞Can seizure free mean medication free? The evidence，and a debate（有关癫痫停止发作是否意味着应该停药的讨论）【英】

# 第 5 章

# 癫痫的转归和预后

## Q48 癫痫患者的长期转归通常是什么样的？

癫痫的治疗过程通常是漫长的。在不同的治疗方式下，病情的发展有什么变化，癫痫是会加重还是会好转，是患者最关心的问题。病情的发展与患者的生活态度和生活质量紧密相关。致病和治病两种力量持续较量，决定了疾病的发展和走向，这通常被称为疾病转归。现行癫痫治疗主要是通过药物、手术等手段来控制发作的频率和强度，以期达到无癫痫发作的状态。其结果通常有三种：

（1）癫痫发作完全被控制，能达到长期无癫痫发作。

（2）癫痫发作虽不能被完全控制，但癫痫大发作的发作频率明显降低。

（3）现行治疗无法控制癫痫发作的进展。

诊治康复与致病风险到底哪种力量最终能占据上风，关键因素在于能否及时识别癫痫发作，能否正确地诊断癫痫，患者能否得到恰当的治疗。因此，需要关注和记录患者发作的频率、发作的形式等，并且寻求科学的帮助。在接受新治疗，比如手术、换药期、药物用量改变等治疗调整时，也需要密切关注患者病情的特征变化。除此之外，患者的治疗态度与心态、家属与社会的支持等也都是影响癫痫发作的重要因素。

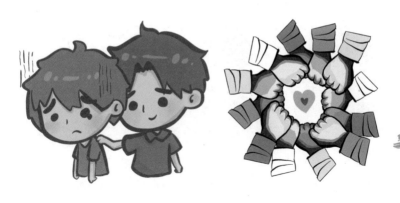

　　与此同时，我们也观察到，癫痫发作导致的后遗症仍然广泛存在。

　　前文已提及，癫痫为一种长期反复发作的慢性疾病。癫痫发作期间，患者的脑细胞出现异常的同步放电，造成脑功能紊乱。发作期间，患者可能会经历短暂的意识丧失和认知障碍，四肢肌肉痉挛，大脑因为血管痉挛造成缺血、缺氧，甚至出现脑水肿等。每一次的发作都会对患者的机体发育、脑功能、认知功能、神经调控造成不可逆的损伤。

　　这也解释了部分小儿癫痫患者发育迟缓、智力和行为能力低于同龄人群的原因。严重的、反复发作的癫痫持续发作不仅会导致患者**大脑半球**的萎缩和功能障碍，还可能引发患者**偏瘫**等一系列后遗症，甚至危及生命。癫痫病情的发展往往是迅速而复杂的，当癫痫患者反复频繁经历癫痫大发作时，提示其治疗方式需要调整。需要特别提醒的是，每次换药或调整用药的剂量都需要在医生的指导下完成。

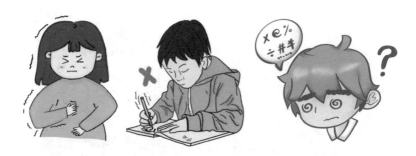

长期癫痫发作会对患者的认知功能产生负面影响。典型的不良影响包括注意力不集中、记忆力下降、思维迟缓、学习困难等。当然，并不是所有癫痫患者都会出现认知功能的异常，且认知功能障碍的程度也具有个体差异。特别是对于小儿癫痫患者，及早地对患者的认知功能进行评估和对应康复治疗，并采取适当的康复措施，可以帮助患者最大限度地改善或恢复认知功能。

认知功能的损伤并不是不可逆的。进行认知康复训练就可以改善癫痫患者认知损伤的情况。此外，通过多种感觉刺激和康复学习可以使癫痫患者掌握基本认知能力，有助于重塑大脑的神经功能。足够的重复训练可以弥补癫痫患者的认知缺陷，培养患者在日常生活中所需要的注意力、记忆力、表达能力等，让患者生活能够自理，生活质量得到提升。

应对这些风险需要每一位患者、家属和医生共同努力，并相互配合，但在治疗的过程中不能忽略癫痫患者可能面临的后遗症。现有的康复治疗可以帮助患者恢复部分机体功能。系统的认知训练、行为治疗和心理支持可以为患者重新融入社会或重返社会打下良好的基础。

# Q49  癫痫病情可能出现什么样的变化?

癫痫病情的变化是多种多样的，癫痫患者可能会经历不同发作频率和不同严重程度的变化。通常情况下，在治疗的初始阶段，患者对治疗的敏感度高，取得的疗效也较显著。大多数患者的癫痫发作频率会逐渐减少，甚至癫痫发作可以完全被药物控制。然而，长期治疗会面临药物耐药等挑战，患者的癫痫发作程度也可能会发生变化。

在经历药物治疗之后，可能会出现下列三种病情发展的其中一种情况:

（1）患者对药物的敏感性好，在经历系统的治疗后，发作可能会变得更加轻微，不易察觉，发作次数可能会减少，且发作的严重程度得到缓解，甚至停止发作。

（2）患者为药物难治性癫痫，药物控制效果差。有的患者的病情可能变得更加剧烈和频繁，出现发作频率和严重程度并未得到改善的情况，建议进一步进行手术评估，以获得最佳治疗方案。

（3）有时候，患者并不是对药物不敏感，而是疗效与自己的预期有所差异。这可能是由于不规范地用药或不合理地采用其他辅助治疗导致病情无法得到有效的控制，使得治疗效果降低。规律地、规范地服药对于维持药物治疗疗效，使患者最大化受益于药物，维持稳定的血药浓度来说非常重要。

癫痫患者的发作类型也可能发生变化。随着病情的发展，患者可能经历多种不同类型的癫痫发作，从一种类型的发作转变为另一种类型，例如从部分性发作转变为全面性发作，或从全面性发作转变为部分性发作。不同类型的癫痫发作对应不同的治疗策略。对于部分性癫痫发作，除了药物治疗之外，手术切除致痫灶也是一种有效的选择；而对于全面性癫痫发作，除了采取抗癫痫发作药物治疗外，还可以考虑姑息性手术如迷走神经刺激术等治疗方法。因此，准确诊断和区分癫痫发作对制订有效的治疗方案至关重要。如果出现发病情况改变，请及时复诊，咨询专业医生进行评估和诊断。

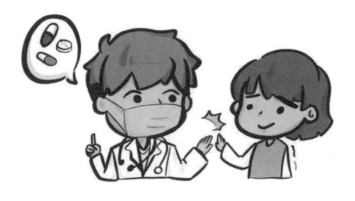

药物治疗是抗癫痫治疗的基本治疗方式。长期用药后，一些患者可能会对抗癫痫发作药物产生**耐受性**，面临药物失效或需要增加剂量来维持原有疗效的情况。除此之外，患者在长期服药后还可能出现与药物相关的副作用，如呕吐、恶心等。癫痫患者对药物的改变比常人更加敏感，擅自减药、停药、换药、增加药物剂量可能会引发癫痫患者对药物产生过敏反应，加重癫痫发作，甚至导致癫痫持续状态的发生。出现此类情况请及时复诊，并与主治医师沟通，切勿自行调整药物剂量或更换药物。

癫痫患者可能在病情变化时出现心理和情绪问题，如焦虑、抑郁、出现自卑感等。这些情绪可能和药物副作用相关，也可能是由癫痫发作的心理负担、社交压力等因素间接诱发的。心理治疗、药物治疗可能有助于患者缓解心理和情绪问题，提高患者的生活质量。同时，患者及家属也可以积极参与癫痫康复组织和支持群体，通过分享经验来获得更多的支持。

重要的是，每个患者的癫痫病情都是个体化的，变化可能因人而异。及时与医生沟通并进行适当的调整和治疗是关键，家庭成员的支持同样也是治疗癫痫的一味良药。

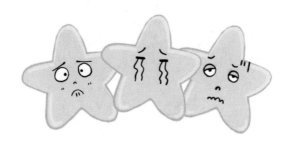

## Q50 为什么要防治癫痫的反复发作?

癫痫发作时，大脑内神经元会出现无规则地放电，大脑内相关分子、细胞或神经网络持续变化。癫痫发作和发病的机制复杂多样，神经元的异常放电被认为是癫痫的电生理基础。神经元是大脑内信息传递的使者。人类的大脑大概有800亿个神经元。同一条环路的神经元头脚相对，团结一致，它们通过化学突触和电突触相互沟通。当环路未被激活，处于静息状态时，微带负电。下级神经元通过临近或者与上级神经元相接来接收上级神经元冲动的信号。接收信号的下级神经元改变静息状态，产生**动作电位**、分泌化学信号**神经递质**，传递**神经冲动**。电信号和化学信号通过神经元的作用相互转化，传递信息。有人把神经元的冲动传递比作被点燃的鞭炮，不间断相互点燃的神经元信号构成了完整的神经环路。

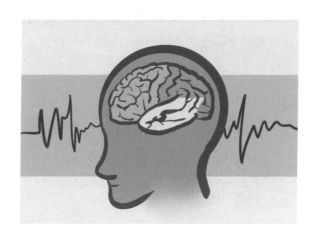

神经元的电位变化离不开**离子通道蛋白**的帮忙。神经递质是神经元分泌的信号交通分子。神经元异常同步放电导致异常电位的连续传播，表现为癫痫的发作。持续、反复的癫痫发作刺激可能会造成大脑内细胞离子通道功能和结构的改变、神经递质分泌的异常，进而造成脑内神经元的丢失、神经再生、**胶质增生**等。这就是为什么癫痫长期反复发作可能会重塑大脑内的神经回路，在不同程度上损害患者的记忆功能和认知功能。

记忆和认知等功能是患者在日常生活、工作、学习中所依赖的重要功能。幼龄儿童正处于神经系统发育的关键时期，癫痫的反复发作会损害儿童智力的发育。小儿患者受到癫痫发作的影响，在思考的时候很难集中注意力，他们的言语能力、逻辑思维能力、学习能力较同龄孩子较弱。通常表现为孩子常常走神、发育迟缓以及接受新事物能力差等。

在继发性癫痫的患者人群中，已接受正常教育的成人患继发性癫痫的不在少数。正如前文所述，癫痫的反复发作会对患者的认知功能造成不同程度的影响。除了可能损害患者的自信心之外，还可能会影响患者的就业选择和生活质量。考虑到癫痫突发突止的特点，癫痫患者无法承担特定工作种类，工作的选择通常受到限制，不适合电工、司机、飞行员、潜水员等职业。同时，患者应避免高强度的工作。值得强调的是，在癫痫发作得到良好控制且长期不再发作的情况下，大多数患者仍具备良好的工作和行为能力。不应以患癫痫为由，辞退癫痫患者。对老年癫痫患者而言，出游需要注意周围环境的安全性，避免因癫痫发作而出现脑血管意外、摔倒骨折、磕碰外伤等。

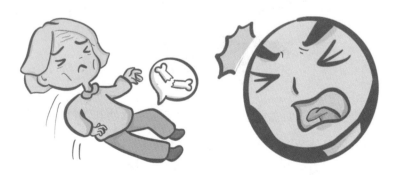

我们鼓励癫痫患者及时就诊、积极治疗，为干预癫痫的发展

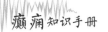

进程争取更多的主动权。

## Q51 什么会诱发癫痫？

对于许多癫痫患者来说，某些特定刺激因素可能会引发癫痫发作。每个患者的癫痫触发因素不同，对相同触发因素的反应也有所差异。常见的癫痫发作的触发因素包括压力、疲劳、食物、光线和特定药物等。当患者短期内承受较大情绪上、学习上或工作上的压力时，可能会诱发癫痫发作。类似地，长时间进行体力或者脑力劳动，会让患者感到持续的身体疲劳，引起患者癫痫发作。睡眠不足或不规律的睡眠模式也可能导致患者癫痫发作。

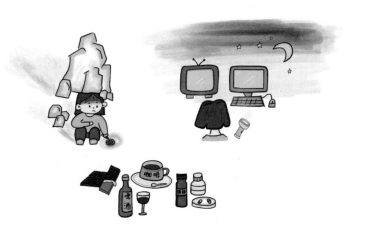

癫痫患者同时需要避免摄入某些刺激性食物和饮料，如含咖啡因的饮料、酒、巧克力等。强光、闪烁的灯光，以及来自手机游戏、电脑和电视屏幕等视觉上的刺激也可能引起患者光敏性癫痫发作。某些特定的药物，如精神类药物、镇静剂等也会增加癫痫发作的风险。控制癫痫的发作不仅需要在医生指导下规避一些癫痫诱发的常规因素，也需要患者在日常生活中自己注意避免可能引发发作的因素。

监测和记录这些触发因素对于癫痫患者来说非常重要。癫痫患者需要关注这些癫痫诱发因素并且在生活中减少对这些诱发因素的接触，这样有助于癫痫患者避免或减少癫痫发作的发生。通过了解自己的个体触发因素，并采取相应的预防措施，例如保持规律的作息时间、减轻压力、避免刺激性食物等，可以帮助控制癫痫的发作频率和严重程度。在治疗过程中，医生也可以参考这些记录来调整治疗方案，以更好地管理癫痫病情。

## Q52 癫痫可以自愈吗？

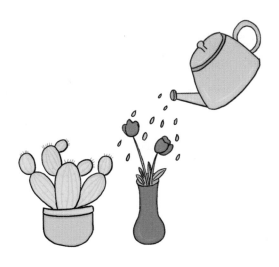

与高血压、糖尿病等慢性疾病类似，绝大多数癫痫是不能自

愈的。但癫痫患者可以通过服用药物、接受手术等方式完全控制癫痫发作。现有的治疗方式可以使约2/3的癫痫患者受益并获得长期的发作缓解，甚至在完全停药后达到长期无癫痫发作的理想治疗效果。其中包括：

特发性癫痫：病因尚不明确，研究表明特发性癫痫的发生与遗传因素有关。患者可以通过服用丙戊酸钠、苯巴比妥等药物来缓解病情。大部分患者在停药后，病情得到有效控制，多年无癫痫发作或复发，从而达到临床治愈的水平。

神经发育性癫痫：这是儿童时期脑部发育障碍和神经系统变化导致的癫痫。这种类型的癫痫有治愈的可能性，因为随着年龄的增长，脑部成熟度和神经系统逐渐发育完善，癫痫的症状也会逐渐缓解和消失。

某些小儿癫痫：比如良性新生儿惊厥、小儿良性癫痫、儿童失神癫痫、少年失神癫痫、特发性肌阵挛-失张力癫痫等。这些癫痫类型预后较好，占小儿癫痫的50%～60%，通常发作频率低，抗癫痫发作药物治疗效果好，长大以后多数能够自然缓解。

良性癫痫：通常是指那些癫痫发作次数较少，对脑部发育和损伤影响较小的癫痫类型。这种类型的癫痫在发作时，对大脑的损伤相对较小，且预后良好。通常其发作频率较低，可以自行缓解，不一定需要药物治疗。这类癫痫大多属于小儿癫痫，这类型的癫痫患者在特定的年龄段内发病，且发病因素通常与遗传因素有关。其中包括：新生儿良性发作、自限性局灶性癫痫（儿童良性癫痫伴中央颞区棘波/儿童良性枕叶癫痫等）、婴儿良性肌阵挛癫痫以及潜在原因诱发癫痫。

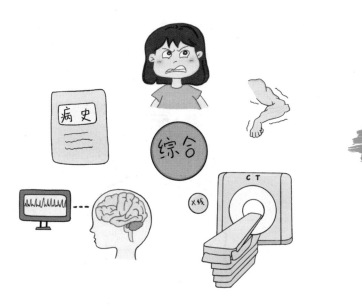

　　要判断癫痫是良性还是恶性，需要进行全面的评估和检查。医生会根据患者的病史、发作症状、脑电图检查、影像学检查等结果来综合判断。一般来说，良性癫痫的脑电图检查会显示正常的背景活动，而恶性癫痫的脑电图检查则可能出现异常的放电现象。此外，良性癫痫的影像学检查通常无异常发现，而恶性癫痫则可能发现脑部结构异常或病变。需要注意的是，癫痫的成因和发展过程是复杂多变的，即使是良性癫痫，无论是否发作频繁或症状严重，也都需要积极治疗。

## Q53　只吃药可以控制癫痫发作吗？

　　药物治疗是癫痫治疗里面最基本、最重要的治疗方式。抗癫痫发作药物治疗可以完全缓解约1/3患者的癫痫发作，并大大降低另外1/3患者的癫痫发作频率。这就是说，抗癫痫发作药物对近2/3的患者有治疗效果，这些患者大部分在阶段性药物治疗后可以停药且复发风险较低。

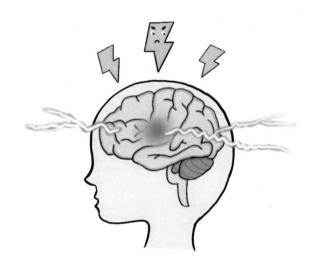

目前，抗癫痫药主要用于控制和减轻癫痫的发作症状，但并不能直接治疗或消除导致癫痫的病因。理论上来说，服用抗癫痫发作药不能阻止癫痫的发展。一般抗癫痫发作药物会先选择单药治疗，若疗效有限，再进一步考虑联合治疗。有时候，患者可能会凭借自身体验和尝试心理，擅自调整用药剂量和盲目尝试新药。实际上，用药并不是种类越多、剂量越大越好，不合理的联合用药反而会增加机体的负担，降低药效。用药过程也要密切监测用药后是否发生不良反应，特别是用药初期，应定期复查，包括血常规、尿常规、肝肾功能等。

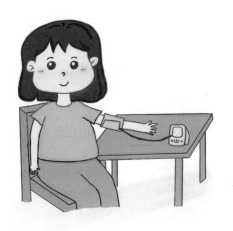

　　及时就医、正确选择并积极服用抗癫痫发作药物，是治疗癫痫的关键。在长期服药过程中，药物该如何减量、加量、替换药物或者改变治疗方式，都需要患者与医生之间积极沟通。特别需要注意的是，服用抗癫痫发作药物要足量，不要漏服、多服，规律服药，不能随意减量。癫痫无发作之后不应立即停药，应遵守循序渐进的原则。同理，也不要随意更改用药。对于特殊类型的癫痫，即使患者在抗癫痫治疗之后已经达到无癫痫发作，也应终身服药控制。用药期间，应尽量避免癫痫刺激源，如酒、咖啡、浓茶，以及过度疲惫、吸烟等不良嗜好与生活习惯。

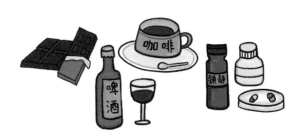

患者需严格遵医嘱用药，切勿自行决定，有任何问题请咨询主治医师。

对于使用抗癫痫药而效果不佳的患者，可以选择接受手术评估，通过外科手术方式治疗癫痫。抗癫痫发作药物类型繁多，合理规范地用药才能保障抗癫痫发作的治疗效果。

## Q54 长期服用抗癫痫发作药物会产生耐受性吗？

长期服用抗癫痫发作药物有可能导致耐受性的出现。我们常说的耐受性是指患者对抗癫痫发作药物产生反应逐渐降低的情况。一些患者可能在治疗初期，能够通过服用特定药物有效地控制癫痫发作，但随着时间的推移，药物的疗效可能会减弱或失效。药物耐受的发生机制尚不完全清楚，可能与基因变异、药物代谢和长期服药后**药物靶点**的改变等有关。此外，不规律的药物使用、剂量不足、药物相互作用等也可能增加耐受性的风险。

对于出现药物耐受的患者，医生可能需要重新评估治疗方案，并考虑调整或更换药物。有时候，也可能考虑联合用药或使用其他辅助治疗方式（如手术）。患者应遵循医生的指导，按时正确地使用药物，并定期复诊以监测病情和调整治疗方案，以最大限度地减少药物耐受性的发生。

## Q55 治疗后癫痫会复发吗？

经过一段时间药物治疗，患者癫痫发作可能得到了基本的缓解，这时候不能着急停药。癫痫停药需要建立在癫痫病情被完全控制的情况下。癫痫是需要坚持长期治疗和护理的慢性疾病。长时间的药物治疗和生活护理对控制病情，尤其是在停药后维持无癫痫发作状态来说至关重要。

癫痫复发是停药面临的最大风险。毋庸置疑，停药且达到无癫痫发作，提高甚至恢复患者的生活质量，是每个患者及家庭积极参与治疗的最终目标。比较癫痫发作的危害和抗癫痫发作药物的不良反应，还应该在综合患者的病情和脑电图结果后，由专科医生研判患者的停药条件。同时，在停药过渡期间，要维持患者的生活照护，避免癫痫诱发源，循序渐进地停药。

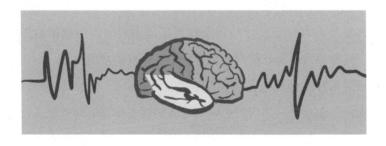

减药或停药伴有癫痫复发的风险，其可能性与癫痫病程、发作完全控制时间、缓解前发作次数、热性惊厥史、癫痫类型等多种因素相关。既往研究表明，成人癫痫相对于儿童癫痫复发率更高。停药后癫痫复发主要集中在前6个月，风险期则是停药后1年，停药后1年复发风险为25%左右，儿童的复发风险较成人低。停药之前需要综合考虑癫痫病程、停药前使用的抗癫痫药种类数、癫痫家族史、发作类型、停药前EEG情况等。适当增加停药前无发作时间可以降低癫痫复发的风险。

患者可能在备孕期间，担心药物对胎儿有负面影响而擅自停药。若有妊娠需求，患者需及时与医生沟通，调整用药方案。患者需严格遵循医嘱，有任何问题请咨询医生，切勿自行停药。

## Q56 癫痫预后的主要影响因素有哪些？

当我们在谈论一个疾病的"预后"时，实际上是在讨论这个疾病在未来可能的自然病程、发展趋势以及可能的结果。这包括疾病的持续时间、病情的恶化或改善趋势，以及疾病对患者生活质量和寿命的潜在影响。制订个性化的治疗方案时，需要充分考虑到患者的预后情况。

每个人对癫痫治疗的预期效果都是不同的。癫痫的自然病史、发作原因、治疗情况等都会影响到癫痫治疗的效果。对于首次接受治疗的癫痫患者而言，早期发作频率低、全面性强直-阵挛发作、无精神共患病的患者更容易达到发作缓解的效果。在儿童癫痫中，能找到明确癫痫病因，首次发作年龄小的患者预后相对较差。是否有局灶性慢波或癫痫样放电，首次发作后6个月内出现再次发作的次数包括患者的治疗心理等都会影响癫痫的预后判断。

## Q57 如何通过配合治疗获得更好的预后？

在治疗疾病上，医生和患者有一个重要的共同目标，那就是减少癫痫病症伴随的精神困扰和机体功能障碍，提升患者的生活质量。管理癫痫发作不仅仅需要医生的参与，癫痫患者本身的积极参与也十分重要。癫痫患者或者癫痫患儿的家属需要掌握患者的癫痫发作情况、用药情况、生活习惯和生活状态，密切关注患者的病情发展。积极记录癫痫发作状况能够更好地管理患者病程、减少恶性癫痫发作的可能，控制病情发展，提高生活质量。

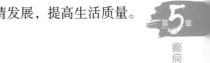

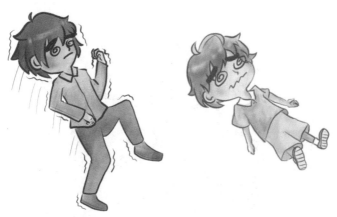

癫痫发作具有突然性和不可预测性。癫痫发作时，患者可能会突然倒地、全身抽搐、意识模糊。减少恶性癫痫发作有利于减少意外发生及维护患者自尊心。当癫痫发作时，要尽量使患者处于侧卧位，防止患者误吸、误食。同时施救者要避免用力扳动患者肢体，以免造成二次伤害。遇到患者正经历癫痫大发作或不能判断癫痫发作情况时，应尽快送患者就医。

一般来说，药物是癫痫治疗的首选。抗癫痫发作药物治疗可以抑制癫痫的临床发作，防止癫痫患者脑电图呈癫痫样放电，尤其是对于年纪较小的婴儿、儿童患者来说更加重要。当药物治疗效果不佳时，患者为了阻止癫痫的发作，可能会自行服用大剂量药物，甚至超大剂量的药物，这是非常不可取且十分冒险的行为。患者需严格遵守医嘱用药，切不可自行改变用药种类和剂量，否则药物的毒副作用可能会对患者身体造成更大的伤害。

## Q58 给予患者足够的支持和信心有多重要？

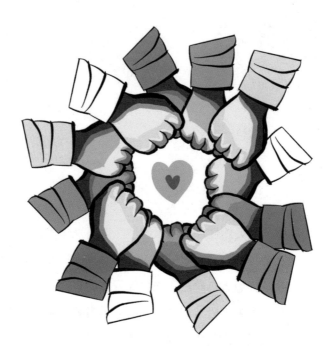

　　家属和朋友是患者信任和依赖的港湾。患者的家属可以多了解关于癫痫的知识，了解疾病的性质和特点，给予患者情感上的支持和鼓励，营造积极、宽容和理解的家庭环境。家属和朋友的积极态度可以温暖患者，使患者对治疗和控制癫痫产生乐观的情绪。

癫痫可能对患者的心理健康产生负面影响，让患者产生焦虑、抑郁等情绪。朋友和家属耐心倾听患者的感受和困惑，表达理解和关心，让患者感到被尊重和接纳，从而使他们建立积极的情绪状态和增强对抗疾病的信心，能够为患者提供情感支持，帮助患者应对并管理他们的心理状态。

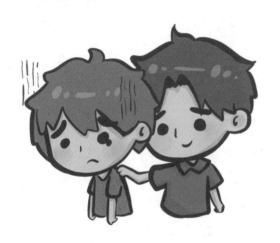

癫痫是需要长期治疗和控制的慢性疾病，癫痫并不是"鬼上身"。准确、客观的疾病知识可以减少患者不必要的恐惧和焦虑，增强患者对疾病的理解和信心。通过合理长期的治疗，大部分癫痫患者能够很好地控制癫痫发作。让患者了解药物的作用、副作用以及合理的用药方法，以增加他们对治疗的信心。家属和朋友可以多支持和鼓励患者按时服药，遵循医生的治疗计划，增强患者的治疗依从性；引导患者采取积极的生活方式，包括规律的作息时间、健康饮食、适度的锻炼等，提高患者的整体身心健康状态；推动患者自我管理，观察和记录发作情况、学习应对策略等，鼓励患者自主参与并积极管理自己的疾病发展状态。

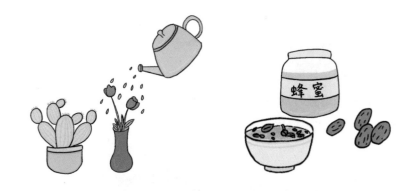

　　不要让疾病成为阻挡患者社交的城墙，应鼓励患者多与外界接触，让患者最大限度地摆脱孤独感和病耻感，真正地融入社会群体之中。尽管癫痫的科普已经在不断地发展和深入，社会对癫痫的歧视和对癫痫患者发作时的未知恐惧仍然是大部分癫痫患者需要去克服和面对的。家庭成员和朋友是癫痫患者面对外界社会压力的支撑力量。除了家庭成员之外，癫痫患者还可以与其他癫痫患者交流经验和情感，加入支持群体或参与在线社区；也可以积极地参与到力所能及的社会服务中，发挥自己的社会价值。

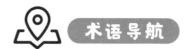 术语导航

　　【1】大脑半球：大脑由左右两部分构成，被称为左半脑和右半脑。连接两个半脑之间的胼胝体实际上是一束神经组织，负责协调左半脑、右半脑的工作，能够完成记忆和学习等大脑活动。

　　【2】偏瘫：指身体同一侧上下肢、面肌和舌肌下部的运动障碍。

【3】耐受性：指在长期连续多次用药后，机体对药物的敏感性降低。

【4】动作电位：可兴奋细胞受到刺激后，细胞膜两侧发生迅速的电位改变。

【5】神经递质：神经元和神经元之间或神经元与肌肉、腺体等非神经元的效应器之间传递信息的化学物质。

【6】神经冲动：沿着神经纤维传导的兴奋。

【7】离子通道蛋白：构成离子通道的膜蛋白。离子通道是各种无机离子跨细胞膜被动运输的通路。

【8】胶质增生：主要指在中枢神经系统（脑部神经系统）受损处，星形胶质细胞大量增生。

【9】药物靶点：药物分子与机体内靶细胞的结合部位。药物作用靶点可能是膜上的受体、离子通道、转运体、酶、核糖核酸等。

## 资源链接

1. ILAE-OC分级（国际抗癫痫联盟癫痫发作疗效分级）

2. STESS评分（癫痫持续状态严重程度评分）

主要包括4项指标：意识水平、发作类型、年龄、癫痫病史。

操作简便，能够比较准确地预测良好结局（即生存）。

3. EMSE评分（基于流行病学死亡率的癫痫持续状态评分）

有病因、合并症、年龄、脑电图特征4个评价项目，每个项目里面包含4～15个分值不等的细化指标。

对癫痫持续状态生存和死亡的结局均能较准确地预测，并且也可对患者进行病情轻重程度的分类。需要注意不同的发作类型其死亡率有很大不同。

4. END-IT评分

加入了影像学特征，操作简便，可预测出院3个月后的神经功能。

5. Engel手术疗效分级

# 第 6 章

# 生活与癫痫

## Q59 癫痫患者的特征性是否明显？

癫痫患者的特征性并不明显。癫痫主要影响大脑，产生异常的电活动，而不会直接导致外貌或肢体的畸形。因而我们无法在外貌或肢体上将癫痫患者与常人进行区分。然而，癫痫患者在癫痫发作时会表现出一些具有典型特征的行为，例如，患者可能表现为肢体抽动、意识丧失、口吐白沫等。因此，如果一个人患有癫痫，可能会在癫痫发作时出现特定的症状，但平时和普通人无异。

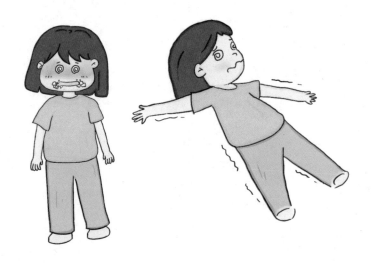

癫痫不发作的时候，患者和普通人从外在表现上没法进行区别，加之很多癫痫患者羞于向他人寻求帮助，这就容易导致日常生活中人们对于癫痫患者放松警惕，在他们癫痫发作的时候无法及时判断并给予救助。

## Q60　癫痫患者在情绪或心理状态上与普通人有无不同？

癫痫患者在情绪或心理状态上都可能与普通人存在差异。这主要是因为，绝大部分癫痫是因为中枢神经系统功能异常而出现的一系列症状，无论是癫痫本身还是导致神经系统出现功能障碍的其他疾病，都可能会对患者的情绪和心理状态产生一定影响。

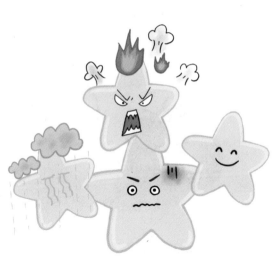

癫痫患者常见的情绪或心理相关共患病：

**1. 情绪波动**

癫痫患者可能经常经历情绪波动，包括焦虑、抑郁、易怒等，这可能与癫痫引起的大脑活动异常有关。

**2. 焦虑障碍**

由于癫痫病情的不确定性，癫痫患者常常表现出对癫痫发作的过度担忧，从而出现了过度焦虑的情况，也称为焦虑障碍、焦虑症。目前已知，焦虑与**边缘系统**、γ-**氨基丁酸受体**功能、**钙通道**的调控作用改变以及社会心理的影响有关。表现为紧张、烦躁不安、难以控制的忧虑，还会出现心率加快、呼吸加快、失眠、厌食或暴饮暴食等方面的症状。据统计，有11%～39%的癫痫患者出现焦虑障碍。

目前，临床上关于焦虑的评估量表有很多，比较常见的是**焦虑自评量表（SAS）**。如果家属或患者自觉有过度焦虑的情况，可与主治医师沟通，通过量表评估以及药物治疗的方法共同控制过度的焦虑情绪。

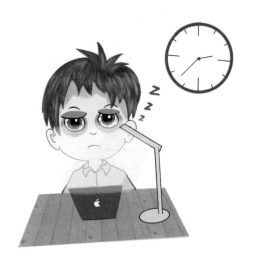

对于癫痫合并有焦虑障碍的患者，药物治疗加上心理治疗被认为是焦虑障碍的最佳选择（药物治疗见前述）。认知行为治疗的方法也可以用于其治疗，对慢性焦虑的效果尤其显著。此外，还有一些处于探索阶段的心理治疗方法，如短程对症治疗、行为调整和健康教育等。

### 3. 抑郁障碍

抑郁障碍又被称为抑郁症，癫痫患者中抑郁症的患病率高达30%，比普通人群的发生率高出3～7倍。相较于普通人群，癫痫患者具有更明显的自杀倾向。

评估抑郁情况常用的方法包括**抑郁自评量表（SDS）**和**焦虑自评量表（SAS）**，这些量表在精神科门诊和心理咨询机构中广泛使用。

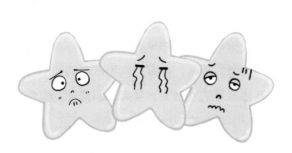

在以往，迷走神经刺激术常常用来治疗难治性癫痫，现也被认为可用来干预药物及**电休克治疗**效果均不佳的抑郁症。此外，心理治疗不仅能改善患者抑郁的状态，还可能减少癫痫的发作频率。而实际中的心理治疗方法应该由精神科医生对患者进行评估并尽可能在患者家属的参与下做出方案。

研究发现，有抑郁障碍的患者发生耐药性癫痫的概率会增高。对于药物治疗无效的患者而言，电休克治疗会是一个不错的选择。

### 4. 双相情感障碍

在发作的时候患者会表现为情绪高涨、精力提升和活动增加，或者表现出情绪低落、精力降低且减少活动的特征，不发作的时候则与常人无异。双相情感障碍通常能够通过精神疾病的诊断标准来做出诊断。

有10%的癫痫患者会表现出双相情感障碍的症状，发病率是正常人群的2.46～3.6倍。出现双相情感障碍后，患者经常表现为情绪显著不稳定以及极度易怒，甚至会没有缘由产生爆发性攻击行为。这些症状通常能够自行缓解。这时候，身边人的理解和帮助就显得格外重要。

在合适的抗癫痫药治疗基础上，选择情感稳定剂治疗会对共病患者有帮助。药量的变化调整应该缓慢进行，并密切关注患者体内抗癫痫药的血药浓度，以避免血药浓度的波动带来伤害。在情感稳定剂充分治疗的基础上，共病双相抑郁的癫痫患者可以在专科医生的指导下合并使用抗抑郁药等。

### 5. 自我认同

一些癫痫患者可能因疾病受到歧视和误解，这可能损害他们的自尊和自我认同。因此，他们特别需要来自家属、朋友和社会的理解、支持和接纳。

### 6. 注意力和记忆问题

癫痫发作或治疗药物可能会对患者的注意力和记忆力产生影响，进而影响他们的心理状态和情绪管理能力。这些影响在患者之间可能存在差异，因为每个人的情况不同。对于癫痫患者而言，获得针对个人需要的医疗和心理支持至关重要，可以帮助他们有效管理情绪和心理状态。

## Q61 癫痫患者在社交或人际关系上与普通人有何不同?

癫痫患者的社交或人际关系可能会受到影响,主要是由癫痫发作时出现的症状引起的。发作可能导致肢体抽搐、意识丧失、感觉异常、自主神经系统异常或言语行为异常,这些症状可能影响他们的社交活动。此外,社会上对癫痫的误解或偏见也可能产生负面影响。然而,每个人的情况不尽相同,通过适当的治疗和支持,癫痫患者也能维持正常的社交生活和人际关系。

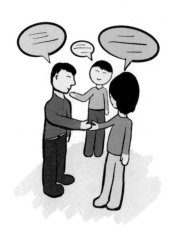

## Q62 癫痫患者参与社会生活有哪些措施及方法?

癫痫是一种慢性疾病,患者需要采取一系列的管理措施来控制病情,恢复正常的生活状态。

癫痫患者常见的管理和控制方法有：

**1. 积极治疗**

癫痫患者应积极配合医生的治疗计划，按时服用抗癫痫发作药物，定期进行复诊检查，并根据医生的建议进行必要的调整。

**2. 规律作息**

保持良好的作息习惯对于控制癫痫发作非常重要。尽量保持固定的睡眠时间和充足的睡眠，避免熬夜和过度疲劳。

**3. 避免触发因素**

癫痫患者应尽量避免可能触发癫痫发作的因素，如精神紧张、情绪波动、过度劳累、高温闷热等。但是要注意，每位患者的触发因素可能不同，患者可根据自身情况进行观察和总结。

**4. 饮食健康**

均衡饮食对于疾病管理也非常重要。癫痫患者应遵循健康饮食的原则，尽量避免摄入过多含咖啡因或刺激性物质的食物。

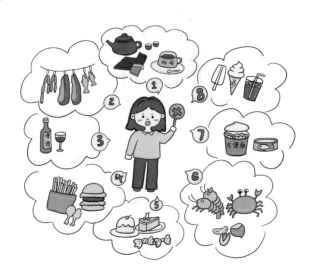

**5. 减轻压力**

压力被认为是癫痫发作常见的诱因之一。学会适当地应对压力，如进行放松训练、心理咨询或通过其他方式寻找减压方法对癫痫患者而言是不错的选择。

**6. 安全防范**

癫痫发作时可能会产生意识丧失或者肢体不自觉抽动等症状，患者在进行社会活动时需要采取一些安全措施，如避免单独在高处活动，避免独自在水中活动等。

**7. 参与支持群体**

参与癫痫患者的支持群体，与其他患者分享经验，获取支持和建议。一般来说，每年的6月28日为国际癫痫关爱日，当天不少社区会举办相应的癫痫关爱社群活动，参加相应活动对癫痫患者的社会属性正常回归有一定帮助，患者及其家属可以留意所在地社区的活动情况。

总之，对于癫痫患者来说，良好的疾病管理和自我控制是非常重要的。通过积极治疗，调整生活方式和养成健康习惯，癫痫患者可以在没有发作时达到与普通人相似的状态。但需要强调的是，每位患者的情况不尽相同，应根据医生的指导量身定制治疗方案。

## Q63 癫痫患者需要什么样的特殊照顾或支持？

癫痫患者在情绪或心理状态上可能与普通人存在差异。有些人可能会在癫痫发作之前感到紧张、焦虑或抑郁，这也许是由于他们担忧癫痫发作对社交、工作、自身安全产生影响。然而，并非所有癫痫患者都会在情绪或心理状态上表现出不同，这因人而异。

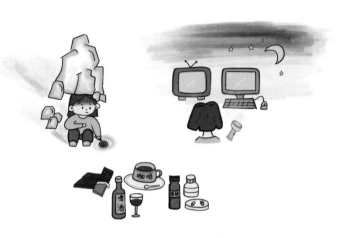

在日常生活习惯上，癫痫患者需要采取一些额外的预防措施，例如确保充足的休息和睡眠，避免过度疲劳，以及避免可能诱发癫痫发作的因素。有些人可能选择戴上特殊的警报手环，以便在发作时得到及时帮助。

在社交方面，癫痫患者可能面临挑战，如担心在发作时感到尴尬或不便，可能导致他们故意避免某些社交场合，从而感到孤独。他们需要家属、朋友或支持团体的理解和支持，以帮助他们克服困难并更好地融入社交生活。

对于管理和控制癫痫，患者应遵循医生的治疗方案，并定期进行药物治疗。定期复诊可以确保药物的有效性和适当性。此外，癫痫患者还可以采取一些自我管理技巧，如保持规律的生活作息、避免疲劳、减少压力等。特殊人群，如怀孕期间的女性患者，需要与医生商讨最适合的治疗方案。

癫痫患者通常需要特殊照顾或支持，以便在没有发作时更好地生活。这包括家庭成员、朋友或支持团体的理解和支持，以及医疗专业人员的定期跟踪和指导。有些时候，一些癫痫患者需要特殊的辅助设备，如安全床垫、防护器具等，以减少癫痫突然发作导致受伤的风险。

对于癫痫患者在没有发作时如何更好地融入日常生活或活动的具体方法，需要根据个人需求和情况而定。一些人可能会从参加支持团体、健身活动、放松技巧（如瑜伽、冥想等）或参与其他的一些社交活动中获益。这些活动可以帮助他们减轻压力、提高自信心，并与他人建立联系。然而，重要的是要在医生的指导下选择适合自己的活动。在活动过程中如果感觉身体不适，应该暂停活动并对其进行重新评估。

## Q64 癫痫患者都有认知障碍吗？

并非所有癫痫患者都有认知障碍，但有30%～40%的患者在认知功能方面存在障碍，这会严重影响他们的生活质量。有认知障碍的癫痫患者主要为儿童和青少年。对于使用丙戊酸进行癫痫治疗的孕妇，其子女产生认知障碍的风险可能会增加。

认知障碍可能导致癫痫患者更容易感到孤独和羞耻，他们可能更倾向于与社会隔绝，社交能力也可能比普通人差且更容易遭受戏弄。相比男性患者，癫痫可能会对女性患者的社交能力和家庭生活产生更大的影响，例如遭受羞辱、孤立，甚至面临家庭暴力等问题。

## Q65 癫痫的认知障碍是不是服用药物引起的？

癫痫的认知障碍不一定由药物治疗引起。虽然长期使用抗癫痫药可能对认知功能产生一定影响，如注意力、记忆力、学习能力、抗干扰能力与精神运动速度等方面的减弱，但药物治疗的好处通常远大于其副作用。因此，患者不必因担心副作用而拒绝治疗。选择合适的药物并遵循医嘱服药是最佳的治疗方法。

癫痫本身或导致癫痫发生的原发疾病也可能导致认知障碍。一些癫痫患者在使用抗癫痫药之前就已经表现出明显的认知功能损害。因此，积极治疗癫痫对于减轻或防止认知障碍十分重要。

## Q66 癫痫发作对认知功能的损害有哪些？

癫痫发作对认知功能的损害表现在学习能力、言语记忆、记忆策略、言语命名、视觉搜索能力以及精神运动速度等方面的减

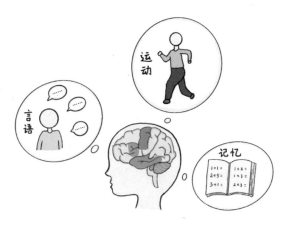

退，其中词语延迟回忆的损害最为显著。一般来说，癫痫患者对空间结构记忆的能力、注意力和抗干扰能力不会受到太大的影响。

发病年龄往往与认知功能的预后相关联。越早发病，认知损害越严重。成年期发病患者的认知损害程度比早幼年发病的患者要轻。癫痫患者的病程越长，其遭受的认知损害往往会越明显，特别是在言语记忆及情景记忆方面。

## Q67 癫痫有哪些较为严重的认知功能障碍?

癫痫发作后的认知功能损害指的是一次发作引起的认知功能下降，这种下降可能持续数小时甚至数天。发作后，一部分认知损害能够自行恢复，而无法恢复的部分称为发作后认知功能损害，这往往造成最严重的后果。患者可能会出现的发作后认知功能损害包括：注意力障碍、记忆障碍、执行功能障碍、语言障碍以及视觉空间技能障碍等。随着病情的发展，以上障碍可能会进展为抑郁、焦虑和易怒等情绪问题，甚至出现冲动行为和社交技能下降等行为障碍。

## Q68 癫痫发作部位不同，对认知能力影响是否也不一样?

枕叶癫痫——常表现为注意力和记忆力下降。

额叶癫痫——常表现为计划与执行功能减退，但是患者的记忆功能往往不受影响。

颞叶癫痫——以近、远期记忆障碍为主。

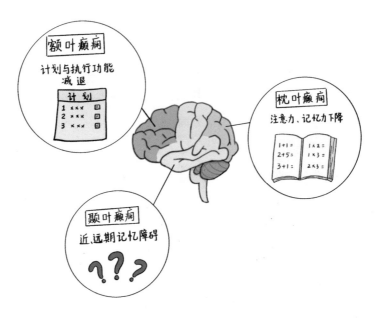

大脑左侧（优势）半球的亚临床发作容易造成患者语言功能的下降，而大脑右侧半球的病变会使患者处理非语言材料的能力下降。

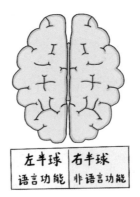

## Q69 癫痫患者的认知能力是否会因病程进展而发生转变？

频繁且持续的癫痫发作对患者的认知功能产生较大影响，特别是在患病早期。年龄较小开始经历癫痫的人，其认知受损程度往往较为严重。相反，晚年开始经历癫痫的人，其认知功能受到的损害则较轻。病程延长通常意味着认知功能损害的加剧，这种情况在言语记忆和情景记忆能力上表现得尤为明显。

## Q70 患者（患儿及家属）如何主动管理癫痫发作？

对于癫痫患者（包括患儿及家属），主动管理癫痫发作非常重要，应采取以自我管理为主、与医护人员合作为辅的方式进行。有效的自我管理包括以下方面：

**1. 了解癫痫相关知识**

包括发作的诱因、药物的安全使用，以及在发作发生时的应对措施。

**2. 记录发作日志**

记录发作的时间、类型、持续时间等，有助于医生评估治疗效果。

**3. 遵循药物治疗计划**

按时服药，避免漏服或过量服药。

**4. 与医疗团队保持沟通**

定期复诊，及时反馈治疗效果和生活方式的调整。

患者及其家属应积极参与治疗计划，掌握自我管理的知识和技巧，这不仅有助于提高生活质量，还能增强患者及其家属的自信心和应对能力。

## Q71 为什么要进行病情记录？

进行病情记录对于癫痫患者的管理至关重要。由于医生难以直接观察到每次发作，他们通常依赖于患者或家属的描述来判断病情。因此，患者及家属应主动记录发作的情况，包括：

（1）使用手机或摄像设备记录发作的视频。

（2）通过日记或电子日志详细记录发作的日期、时间、持续时间、发作前后的症状、发作时的行为等。

这些记录有助于医生更准确地评估病情，调整治疗方案，并监测治疗效果，从而提高治疗的个性化和准确性。

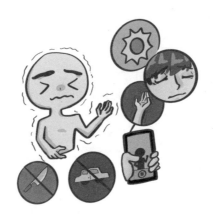

## Q72 患者应该如何提醒自己按时吃药？

坚持按时服药对于癫痫患者非常重要。患者**服药依从性**差的主要原因包括对副作用的恐惧、忘记服药和错误认为短期无发作就可以停药等。

为了提高服药依从性，患者和医生可以采取以下措施：

**1. 克服对药物副作用的恐惧**

医生应监测患者服药后出现的副作用并及时调整治疗方案，叮嘱患者定期复诊。

**2. 做好服药记录**

记录每次服药的时间和剂量，帮助患者回忆和确认是否按时服药。

**3. 在药盒上做标记**

在药盒上标注每天的服药时间，帮助患者清晰地了解服药计划。

**4. 使用提醒工具**

设置手机闹钟或使用提醒便签，提醒患者按时服药。

通过这些措施，可以帮助患者按时服药，从而提高治疗效果。

## Q73 患者要如何与临床医生进行有效沟通？

要想临床医生、患者、家属之间获得有效沟通，无可避免要对癫痫的危险性、治疗可能带来的副作用以及自我管理等方面进

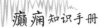

行讨论。

　　其中，临床医生会在癫痫确诊后明确告知患者及其家属此病发作的风险和药物的副作用等。患者及其家属在与医生沟通之前，通过查阅有关资料，对疾病有一定的了解能够有效提升沟通的效率。在治疗的过程中，经常的沟通不仅可以让患者及其家属了解到癫痫相关的信息，还能教会患者最大限度降低风险，提高患者的自我管理能力。与此同时，患者及其家属应该在与临床医生及护士沟通时保持耐心，认真聆听、做好记录并仔细执行相关护理工作。

## Q74 癫痫被称为"羊癫风"，是不是意味着不能吃羊?

　　这一说法是错误的。癫痫病的起源可以追溯到古代。在古希腊时期，人们对癫痫的理解主要基于神秘和神话，认为这是一种与神灵或恶魔有关的神圣疾病。而中医将癫痫定义为发作性特异性的情志疾病，有以下几个典型症状，如突然跌倒、两目上视、口吐白沫、四肢抽搐、怪叫如羊，羊癫风之名由此而来。虽然羊癫风的说法令人产生了不少误解，但对癫痫患者而言，羊肉是很好的营养物质，与其他营养物质共同摄入具有很好的平衡膳食作用。

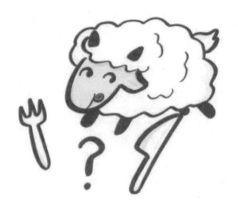

## *Q75* 生酮饮食是怎么产生和发展的？

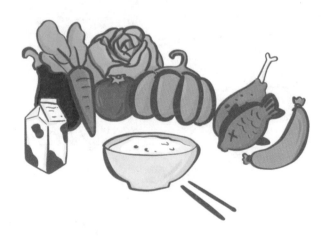

20世纪20年代，怀尔德博士和梅奥诊所的其他几位医生同僚一起，提出"生酮饮食"疗法。受试者是一批患癫痫的儿童。试验发现，这些儿童患者采用生酮饮食法后，癫痫症状减轻，他们的思维能力和行为能力也有所提高。随后，生酮饮食治疗儿童癫痛的效用也被数家知名医学权威机构反复证实，并在20世纪40年代被写入医学教科书，影响了此后几十年的医学实践。

生酮饮食用于治疗儿童难治性癫痫已有数十年的历史，虽然其抗癫痫的机理尚不明确，但是治疗的有效性和安全性已得到了公认。

**Q76** 生酮饮食可能会对患者的社会心理产生什么样的影响？

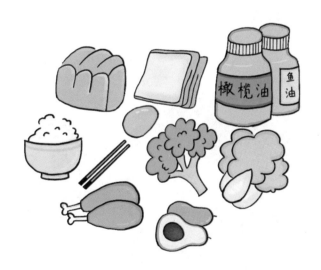

生酮饮食会对患者的社交生活、心理压力和自我形象等方面带来一些挑战。生酮饮食限制了碳水化合物的摄入，这会使得患者在饮食选择受限的情况下参与某些社交活动变得复杂。例如，在餐馆用餐或参加朋友聚会时，可能难以找到符合饮食要求的食物，这可能导致社交压力或尴尬。由于生酮饮食的限制性，长期坚持可能导致社会隔离感或疏远感，特别是在那些饮食习惯与社会习惯密切相关的文化中。同时，严格遵循生酮饮食可能会增加心理压力，尤其是在开始阶段，因为个体需要调整他们的饮食习惯，并面对身体的适应过程。此外，生酮饮食会使患者的体重和体形产生变化，这会使其增加焦虑。虽然生酮饮食会导致显著的体重减轻，这可以帮助部分患者改善自我形象和提升自信心。然而，对于另一部分患者而言，体重的快速变化也会带来他们对自身形象的困扰。

## Q77 生酮饮食的治疗原则是什么？

生酮饮食的治疗原则包括以下几个步骤：

**1. 治疗前评估**

医生需要对患者进行详细的病史采集和检查，记录患者的饮食习惯，并排除生酮饮食的禁忌证。

**2. 选择合理食物**

在开始生酮饮食前，患者可能需要禁食1～2天。然后，根据患者的具体情况，选择合适的食物，脂肪占总摄入热量的大约80%。

**3. 处理初期常见问题**

生酮饮食初期可能出现低血糖、酮症、恶心或呕吐等副作用，需要医生进行对症处理。

**4. 随访**

稳定后，应对患者定期进行随访，以评估营养状况，调整食物热量和成分。

**5. 停止生酮饮食**

如果生酮饮食不能改善患者的癫痫症状，则应逐渐降低脂肪比例，直到酮症消失。若有效，则维持生酮饮食2～3年。

生酮饮食的具体实施和维持需要与医生密切合作，以确保安全性和有效性。

## Q78 有哪些食物是癫痫患者应该避免或限制摄入的？

癫痫患者应该避免或限制摄入以下食物：

（1）含咖啡因的食物或饮料，如咖啡、茶、巧克力等。

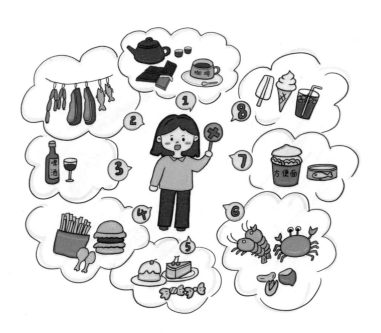

（2）高盐食物，如咸鱼、咸肉、腌制品等。

（3）酒和含酒精的饮料。

（4）油腻、煎炸食物，如汉堡包、炸鸡、薯条等。

（5）使血糖迅速升高的食物，如糖果、蛋糕等。

（6）可能引起过敏反应的食物，如海鲜、坚果、一些水果等。

（7）人工添加剂多的食品，如方便面、罐头食品等。

（8）极冷或极热的食物和饮料，如冰激凌、冰镇饮料等。

## Q79 癫痫患者需要注意哪些特定的膳食因素？

对于癫痫患者来说，他们需要注意以下特定的膳食因素：

**1. 避免低血糖**

低血糖可能会引发癫痫发作，因此患者应避免过度饥饿和长时间禁食。适当分配饮食，均衡进食，避免长时间不吃或空腹。

**2. 避免过度摄入糖分和加工食品**

高糖饮食和过多的加工食品可能会导致血糖水平的剧烈波动，这可能会增加癫痫发作的风险。

**3. 控制咖啡因的摄入**

咖啡因可能会刺激中枢神经系统，引起癫痫的发作。患者应限制甚至停止摄入含咖啡因的饮料或食物，如咖啡、茶和巧克力。

**4. 确保足够的维生素和矿物质摄入**

患者应摄取足够的维生素和矿物质，特别是镁、锌、维生素D和B族维生素等，这些营养素有助于维持神经系统的正常功能。

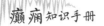

### 5. 饮食规律和稳定

癫痫患者应该保持规律的饮食习惯，避免饮食过度波动。定时进食，并遵循适当的饮食计划，有助于稳定血糖水平和减少发作的风险。

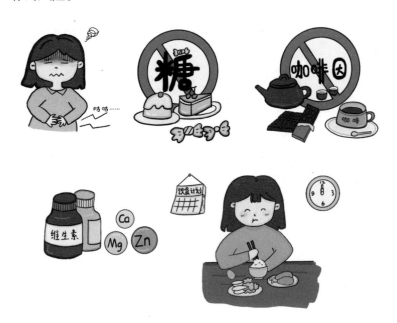

## Q80 癫痫辅助疗法有哪些？

癫痫的辅助疗法作为药物治疗的补充，对于控制癫痫、帮助患者自我管理和提高生活质量具有重要作用：

### 1. 行为治疗

教育患者识别发作的诱因，并避免不健康的行为，可以降低癫痫发作的风险。

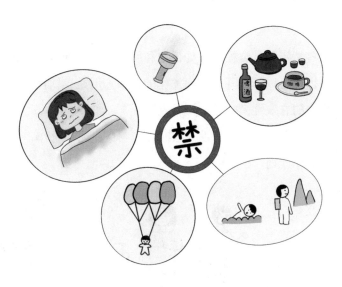

**2. 适当的体育活动**

患者应避免高风险运动，但适当的、有陪护的户外活动如慢跑、步行、瑜伽等，可以帮助患者改善注意力、调节情绪并增强体质。

**3. 文娱兴趣**

培养兴趣如听音乐、弹琴、绘画等，可以帮助患者找到社会价值，并稳定情绪。

**4. 生活方式调整**

一些改变生活方式的方法能够有效帮助控制癫痫发作，如保持规律的作息，避免过度劳累，减少焦虑和压力，避免触发因素（如闪光灯、噪声等）。

**5. 心理疗法**

如认知行为疗法、放松疗法和生物反馈疗法等，可以帮助患者减少焦虑和压力，提高应对能力。

### 6. 饮食管理

某些特定的饮食模式，如**低饱和脂肪饮食**、**低碳水化合物饮食**等，据称可以帮助降低癫痫发作的频率。但是，饮食管理在癫痫治疗中的有效性尚需进一步研究。

患者在选择和实施辅助疗法时，应与医生密切合作，制订个性化的治疗计划。

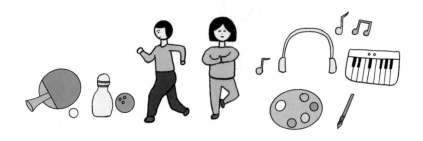

## Q81 针灸按摩是否可以辅助癫痫的治疗？

癫痫的治疗主要依靠药物治疗和手术治疗，而针灸和按摩等替代疗法在癫痫的治疗中作为辅助手段可能起到一定的作用，但其有效性尚缺乏足够的科学证据支持。

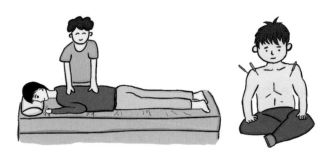

针灸和按摩等方法可能具有一定的舒缓和放松的效果，有助于减轻焦虑和改善睡眠，从而对癫痫患者的整体健康有一定的积极影响。然而，针对癫痫症状本身的直接影响仍需更多科学研究来加以验证。因此，如果选择尝试辅助疗法，请务必咨询专业医生的建议，并在其指导下进行。

## Q82 有哪些措施可以防止癫痫发作？

防止癫痫发作的措施包括：

预防性措施：

**1. 避免头部受伤**

通过小心驾驶、佩戴头盔等方式避免交通事故和运动伤害。

**2. 围产期保健**

采取适当的措施减少分娩损伤，降低新生儿癫痫风险。

**3. 降低发热性癫痫风险**

对高热患儿采取降温措施。

**4. 控制心血管风险**

采取措施预防或控制高血压、糖尿病和肥胖症，避免吸烟和过度饮酒。

**5. 预防寄生虫感染**

消灭环境中的寄生虫，并进行科普宣教。

**6. 基因检测**

对于某些遗传性癫痫综合征，通过基因检测和咨询采取预防措施。

针对已确诊患者的控制措施：

**1. 正确服用药物**

遵循医生的治疗计划，按时服用抗癫痫发作药物。

**2. 保持健康的生活方式**

包括充足的休息、健康的饮食和适当的运动。

通过这些措施，可以帮助防止癫痫发作或减轻症状的严重程度。

## Q83 癫痫是否可以通过接种疫苗预防？

要厘清这个问题，首先要知道疫苗是什么。疫苗由各类病原微生物及其衍生物制作而成，主要是用来预防一些由病原微生物导致的一系列传染性疾病。而癫痫是一种慢性神经系统疾病，尽管某些传染病如脑囊虫、**风疹病毒**感染等会导致癫痫的发生。但除此之外，癫痫还可能由先天发育不良、缺氧、创伤性脑损伤等多种因素诱发。因此，就目前而言，并没有特定的疫苗可以预防所有癫痫的发生。

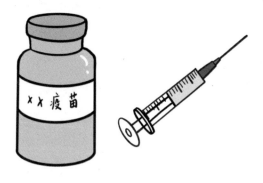

## 术语导航

【1】边缘系统：指包含海马体及杏仁体在内，支援多种功能例如情绪、行为及长期记忆的大脑结构。

【2】γ-氨基丁酸受体：中枢神经系统中主要的抑制性神经递质受体，可以通过介导神经细胞外氯离子内流从而抑制神经的兴奋性。

【3】钙通道：即钙离子通道，是一种可渗透钙离子的跨膜离子通道。这些通道可以通过电压或配体结合进行门控，在可激发的细胞如神经元、肌肉和胶质细胞中，电压门控钙离子通道的开关是由膜电位控制的，在静息电位时，该通道闭合。当膜去极化时，通道打开使钙离子流入细胞。

【4】焦虑自评量表（SAS）：SAS是心理学上的专业名词，是一种焦虑评定的标准，也是用于测量焦虑轻重程度及其在治疗过程中变化情况的心理量表。主要用于疗效评估，不能用于诊断。

【5】抑郁自评量表（SDS）：SDS用于评定抑郁症状的轻重程度及其在治疗中的变化，特别适用于发现抑郁症患者。其评定对象为具有抑郁症状的成年人。评定的时间范围为最近一周。

【6】电休克治疗：又称"电痉挛疗法"，是以一定量的电流通过大脑，引起患者意识丧失和痉挛发作，从而达到治疗的目的。

【7】服药依从性：指患者是否按处方或者医嘱用药，按照指示用药称为依从性。

【8】低饱和脂肪饮食：即低脂饮食，是指膳食脂肪占膳食总热量的30%以下或者全天脂肪摄入量小于50克的饮食方式。避免或减少高脂肪类食物的摄入，例如黄油、动物内脏、油炸食品、腌制食品等。

【9】低碳水化合物饮食：即低碳水饮食，是以脂肪为主、适量蛋白质、低碳水的饮食模式。

【10】风疹病毒：是一种核糖核酸病毒，通过呼吸道分泌物传播，多见于儿童。在成年人身上，风疹是一种自限性疾病，以皮疹为特征。皮疹初见于面颈部，随后迅速扩展到躯干和四肢。

## 资源链接

网页：Epilepsy Foundation（癫痫基金会）＞Tracking & Managing Seizures（追踪和管理癫痫发作）【英】

网页：中国抗癫痫协会＞癫痫日志成人版【中】

网页：中国抗癫痫协会＞癫痫日志简易版【中】

网页：中国抗癫痫协会＞癫痫日志儿童版【中】

# 第 7 章

# 小儿癫痫

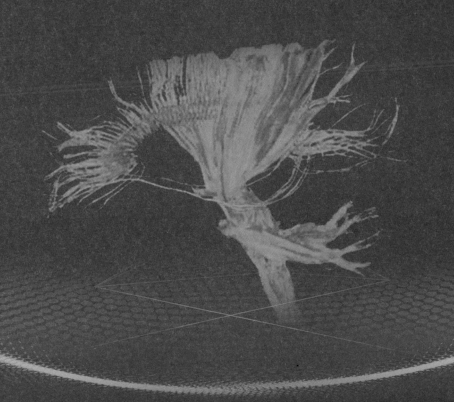

## Q84 小孩癫痫发作我能做什么?

当发现孩子癫痫发作时,第一时间应该保持冷静,沉着应对,确保孩子处于安全的环境中。

先让您的孩子侧卧,侧卧的地方要远离桌角等锐利处并且检查侧卧地点有无小刀等锋利的物品。

在您的孩子完全清醒之前不要拉扯孩子的舌头,不要将任何东西放在孩子的嘴里,也不要给孩子吃或喝任何东西。

当孩子癫痫发作时,需观察并记录孩子癫痫发作时的症状及发作时间,有助于您和孩子在就诊时向医生描述孩子的病情。孩子癫痫发作时可能出现茫然、疲倦,感到头痛、肌肉酸痛等一种或多种症状。

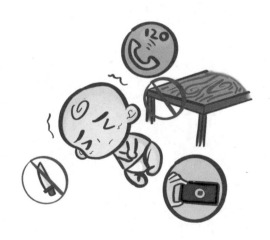

出现以下情形时,应立即呼叫救护车:

(1)之前没有确诊过癫痫,怀疑孩子癫痫发作。

（2）孩子癫痫发作持续时长超过5分钟。

（3）在一次癫痫发作后孩子立即发生第二次癫痫。

（4）在孩子癫痫发作的过程中，出现受伤、呼吸困难等情况。

## Q85　为什么要特别关注小儿癫痫?

全球约有5 000万人被确诊患有癫痫，其中多数为儿童癫痫患者。研究显示，在群体中儿童癫痫的发病率是成人的10倍。仅我国就有超过600万儿童患有癫痫，小儿癫痫不可忽视。

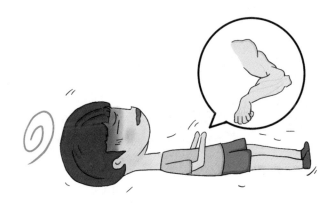

虽然儿童占癫痫患者中的多数，但常见的儿童癫痫大多属于**良性部分性癫痫**。

良性部分性癫痫是一种癫痫类型，其特点是癫痫发作起源于大脑的某个特定部位，并且通常不会扩散到整个大脑。这种类型的癫痫通常在儿童期发病，随着年龄的增长，很多患者的发作会逐渐减少甚至消失。

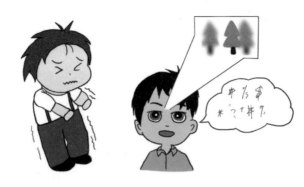

　　良性部分性癫痫的症状可能包括局部的**身体抽搐**、**感觉异常**、**幻觉**等。这些症状通常只持续数秒至数分钟，并且在发作后患者能迅速恢复正常。良性部分性癫痫的预后通常较好。许多患者在接受适当的药物治疗后或随着年龄的增长，癫痫发作会逐渐减少甚至消失。需要注意的是，每个患者的情况都是独特的，治疗效果会因人而异。一些患者可能需要长期服用药物来控制癫痫发作，小部分患者则可能在一段时间后逐渐摆脱药物而达到完全无发作的状态。随着年龄的增长，患儿癫痫发作的风险逐渐降低，病情较于成人更易于控制，能够在治疗之后正常生活和学习，被治愈的希望很大。因此，若发现儿童患有癫痫，更需要及时就医并进行治疗。

## Q86　不同于成人癫痫，小儿癫痫有哪些特别之处？

　　小儿癫痫的患病人群集中于婴儿和儿童，其发作症状与成人相比有所不同。年龄较小的儿童发生癫痫发作较难察觉，新生儿在癫痫发作时，可能会出现舔嘴唇、做咀嚼动作、两只眼睛看向不同方向、走路出现跛行等表现。年龄较大的儿童在癫痫发作时可能出现跌倒、单侧或双侧手臂和腿抽搐、背部僵硬、双眼无神、神志不清等症状。

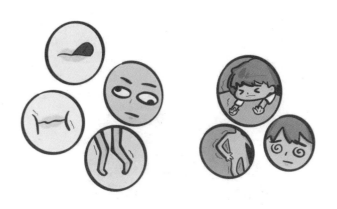

儿童失神癫痫（CAE）：这是一种常见的小儿癫痫类型。在发作时，孩子不会出现抽搐等典型症状，但可能呈现呆滞、茫然状态，双眼无神。这种癫痫类型通常首次发作于2～12岁的儿童。失神发作持续时间很短，没有明显的预兆，并且可能会一天多次出现，但很难被察觉到。在经历癫痫发作时，孩子就像在做白日梦一样，突然停下手上正在做的事情，显得很呆滞。儿童失神癫痫的预后较好，也被称为儿童良性癫痫。这种失神发作可以通过药物治疗得到很好的控制。通常来说，这种癫痫会在青春期之前逐渐停止发作。

良性罗兰癫痫（BECTS）：良性罗兰癫痫，有时候也被称为伴中央颞区棘波的良性癫痫，也是一种常见的儿童癫痫。癫痫发作的时候，患儿可能出现面部或舌头抽搐、麻木感或刺痛等症状。由于舌头抽搐，患儿会出现说话不清或流口水的情况。这种类型的癫痫发作通常在儿童入睡后开始，伴有持续一两个小时神志不清，无法对外界进行回应，事后也不知道发生了什么。癫痫的病情发展方向可能是多向的。尽管良性罗兰癫痫通常被认为是良性的，常常在初期为局灶性发作，在孩子成长到15岁左右后癫痫发作就会慢慢得到控制并消退；但随着年龄的增长，也存在发展为**强直癫痫**的风险。

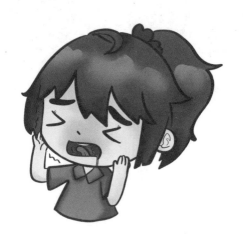

## *Q87* 我的小孩为什么会得癫痫?

随着科学研究的深入和检查工具的普及，我们对"为什么会患上癫痫"这个问题有了更多的了解。与成人相比，遗传因素在小儿癫痫中占有重要地位，许多癫痫综合征和基因变异有关。此外，小儿大脑发育不成熟，容易受到外界因素的影响，如围产期损伤、中枢神经系统感染等，这些因素也容易导致小儿癫痫的发生。

癫痫的病因主要可以归纳为结构性病因、遗传性病因、感染性病因、代谢性病因、免疫性病因和病因不明六类。

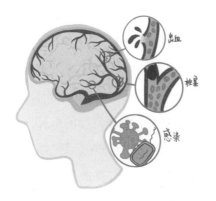
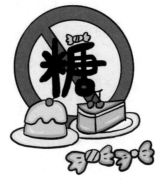

（1）结构性病因指的是脑肿瘤、血管畸形等可通过神经影像学定位的脑部结构异常。

（2）遗传性病因指的是若患儿在基因检测后，被发现携带可以导致癫痫且可遗传的致病基因（可能是通过遗传获得，也可能是通过自身基因突变获得）。癫痫发作存在家族遗传的可能。而在家族中，由于个体差异，同一种基因突变引起的癫痫发作，有些人的病情会轻些，可以通过积极治疗得到很好的疗效，或者根本不会发作；有些人的病情会严重些，不能通过已有的治疗很好地控制癫痫的发作。

（3）感染性病因导致的癫痫以**病毒性脑炎**为多见。由感染导致的癫痫发作病因主要涉及中枢神经系统。当中枢神经系统受到病毒、细菌、真菌或寄生虫等病原体感染，大脑神经元因受到损害而异常放电，从而引发癫痫症状。

（4）机体内的代谢异常可能导致神经细胞膜的稳定性受到破坏，从而诱发癫痫。代谢紊乱可以由各种疾病引起，这包括低血糖、低血钙、高血氨症等代谢性疾病，苯丙酮尿症、甲状腺功能亢进症等遗传代谢性疾病，以及不恰当用药导致的药物代谢障碍。与常见的因代谢紊乱而引起癫痫发作不同，遗传性代谢紊乱造成的癫痫发作具有起病早的特点，这类癫痫患者的癫痫起病时间可能出现在婴儿或者儿童时期。

（5）还有一种由自身免疫性疾病引起癫痫发作的情况，被归类为免疫性病因。自身免疫性疾病是一类由于免疫系统错误地攻击自身组织而导致的疾病。当免疫系统异常攻击大脑时，可能会引发癫痫。例如系统性红斑狼疮、抗N–甲基–D–天冬氨酸（NMDA）受体脑炎、多发性硬化症等自身免疫性疾病，在神经系统的症状可表现为癫痫。

系统性红斑狼疮（SLE）：这是一种影响全身多个系统的自身免疫性疾病。除了癫痫，SLE患者还可能出现关节疼痛、皮疹、疲劳、发热和其他症状。由于SLE的症状多样，早期诊断可能有一定难度。

抗NMDA受体脑炎：这是一种较为罕见的自身免疫性脑炎，会导致大脑炎症和癫痫发作。患者可能还会出现精神症状、记忆力减退、语言障碍等表现。由于这些症状较为明显，患者在出现初期症状时应及时就医，以便早期诊断和治疗。

多发性硬化症（MS）：这是一种影响中枢神经系统的自身免疫性疾病。虽然癫痫不是多发性硬化症的主要症状，但部分患者仍可能出现癫痫发作。多发性硬化症的常见症状包括视力障碍、肢体无力、平衡失调等。这些症状的出现应引起患者的警惕，及早就医有助于控制病情。

（6）大多数癫痫患者或者是癫痫患儿癫痫发作的病因是交

叉且复杂的，可以被归结为多种病因，有少数患儿的癫痫诱发因素尚不明确。比如，结节性硬化症的癫痫患者致病因素可能同时包括基于影像学检测发现的颅内多发结节的结构性病因，以及根据基因检测确定*TSC1*或*TSC2*突变的遗传性病因。受限于当前对于癫痫的认识、诊断技术以及分类方式，仍有部分癫痫患者的发作原因尚不明确。

## Q88 新生儿癫痫发作的诊断标准是什么？

新生儿癫痫发作的症状可能表现得不够典型，常表现为舔手指、呆滞、失神等不易察觉的状态，与正常婴幼儿无明显差别，需要家长用更多的时间和精力去判别孩子的癫痫发作。与成人患者不同，新生儿的表达能力还不完善，发育尚未完全，这给癫痫的诊断带来了阻力。

对于癫痫这类带有一定社会歧视的慢性疾病，不能着急给孩子下诊断，贴标签。为了提高诊断的准确性，避免误诊，需要更慎重地对待婴幼儿的病情。

现有诊断儿童癫痫的检查方式主要是通过脑电图来完成的。

脑电图检查（EEG）：脑电图检查，是一种通过在头皮上放置传感器，记录被检查者的脑电波变化，以检查大脑中是否存在异常电活动的方法。脑电图检查可以根据不同的需求在多种条件下进行，在孩子睡眠或苏醒时均可进行。值得注意的是，有时候孩子没有临床癫痫发作的迹象，但是脑电图呈现了异常放电的现象，这种癫痫发作也被称为脑电图发作。现有的抗癫痫发作药物主要是针对患儿可被察觉的有临床表现的癫痫发作。为了更好地控制癫痫发作，减少患者癫痫复发，也要对患者脑电图癫痫发作多加留心。

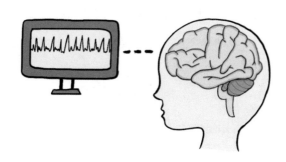

小儿癫痫会随着孩子长大而自行痊愈吗？

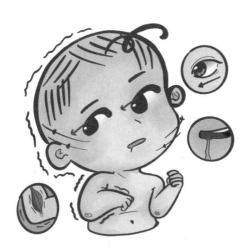

大多数小儿癫痫并不会自行痊愈，但随着孩子的生长和发育，癫痫可能会发生改善或进一步恶化。这与癫痫的类型、发作

频率和持续时间，以及孩子接受治疗的正规性、合理性等多种因素有关。有些孩子在青少年时期或成年后，癫痫发作可能会减少或消失。这可能是因为他们的大脑发育到了一定阶段，身体产生了适应性的变化，或是经过长期治疗后，癫痫发作得到了较好的控制。但并非所有的孩子都能经历癫痫的自然缓解。

对于患有小儿癫痫的孩子，及早诊断和治疗非常重要。合理的治疗能够帮助控制癫痫发作，减少癫痫发作对智力和生活质量的影响。在预后良好的情况下，孩子在经历合理规范化的治疗后，能够重新返回社会环境中，同时具备良好的自我管理能力和生活自理能力。

## Q90 小儿癫痫有哪些常见的治疗手段?

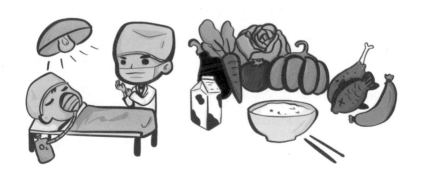

与成人癫痫的治疗手段相似，小儿癫痫常见的治疗方式有抗癫痫的药物治疗、手术治疗、**迷走神经**刺激、脑深部电刺激、生酮饮食等。抗癫痫发作药物治疗仍然是儿童癫痫治疗的首选，但是这并不意味着凡是有过癫痫发作的儿童，都需要进行抗癫痫发

作药物治疗。在对儿童患者制订治疗方案时，医生需考量孩子的癫痫发作类型、孩子癫痫发作复发的可能性等多种因素，之后再确定治疗方案。患儿需严格遵循医嘱，使用抗癫痫发作药物进行治疗。抗癫痫发作药物的剂量需要在专科医生的指导下根据孩子的年龄、病情等进行调节，切不可擅自改变剂量。和其他药物的使用注意事项类似，抗癫痫发作药物可能会与其他药物相互作用。就诊时，家长需要将孩子服用的所有药物和补充剂告知医生。停止使用抗癫痫发作药物时，患儿也应严格遵循医嘱，在一段时间内逐渐降低剂量，这样有助于降低癫痫在停药后复发的风险。

有时药物治疗情况不理想，比如同时服用两种药物仍无法有效控制癫痫发作或者药物副作用过大等，也会选择手术治疗。适宜的手术治疗可以减少癫痫的发作频率和减轻癫痫的严重程度，但是许多孩子在手术治疗后仍需要配合药物治疗，服用少量抗癫痫发作药物。当以上两种治疗方案都不理想或者不合适时，还可以通过刺激迷走神经等辅助手术治疗方式控制癫痫发作。医生会在患儿左锁骨下方置入类似于心脏起搏器的仪器，仪器通过皮肤下方的金属线连接到颈部的迷走神经，通过磁铁或者手链控制仪器刺激神经。迷走神经刺激术并不是百利无一害的，风险包括可能引起孩子声音嘶哑、咳嗽等。类似地，脑深部电刺激术是将响应性神经刺激系统埋入大脑中，当检测到大脑中导致癫痫发作的脑区有异常电活动时，刺激相应区域。尽管都是神经刺激，但迷走神经刺激术和脑深部电刺激术均是无痛的。

生酮饮食也是癫痫治疗的一种手段，生酮饮食含有极低的碳水化合物，主要由脂肪组成。机体分解脂肪得到酮类，现有的实验证明，生酮饮食对控制癫痫发作有帮助。但是为了治疗癫痫而制定的生酮饮食，要求非常苛刻，需要经过准确的计算。生酮饮食治疗可能会伴有血糖水平降低、呆滞、嗜睡和减重等副作用。

小儿癫痫治疗时的注意事项有：

（1）小儿依从性较差，不喜吃药，对副作用更加难以忍受，难配合医生，需要关注孩子的服药频率和用量。

（2）小儿在治疗过程中无法对自身感受有清楚的描述，病情常难以判断，需要更充足的关心和沟通，了解孩子的病情发展变化，及时干预治疗。

（3）定期检查：在治疗期间，家长应定期带患儿去医院进行检查，包括血常规、肝肾功能等，以评估治疗效果和监测药物的副作用。

## Q91 患有小儿癫痫对孩子会产生什么负面影响？

很多时候，患儿的家属会焦虑小儿癫痫发作可能对孩子有着什么样的负面影响。

长期癫痫发作可能会对孩子大脑功能发育造成影响，导致孩子在学习、记忆、思维和专注力方面出现问题。当儿童失神癫痫发作时，孩子可能会丧失对于当下癫痫发作的记忆，以及不能对外界刺激做出相对应的反馈。癫痫发作同时可能会影响孩子长期的神经系统发育，导致语言发育延迟，甚至是机体上有运动发育延迟等问题。

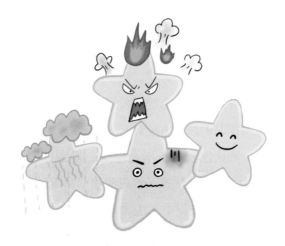

　　癫痫发作和药物治疗可能会对孩子的行为和情绪产生影响，导致孩子出现注意力不集中、情绪不稳定、行为异常等问题。因此，加强与孩子的沟通和理解，与孩子共同面对疾病，对于稳定家庭关系，塑造孩子个性有积极作用。癫痫及其治疗可能会减少孩子与外界的交往，对孩子的社交能力产生影响，导致孩子与同龄人有交往困难、自我意识过强等问题。帮助孩子克服孤独情绪，甚至是癫痫疾病带来的病耻感，对于患儿及其家属来说，都是不可忽视的。孩子因为长期面临癫痫发作的困扰和癫痫治疗的不便，可能有较大的心理负担，容易出现焦虑、抑郁等情绪问题，需要积极的心理健康支持来帮助孩子缓解疾病带来的心理压力。受到癫痫发作的影响，部分癫痫患者在机体功能上可能会出现如肌张力异常、肌肉僵硬等运动障碍。

　　不同孩子的病情和个体差异会导致后遗症的种类和严重程度有所不同。及早诊断、早期干预治疗和积极进行康复以减少后遗症的发生非常重要。

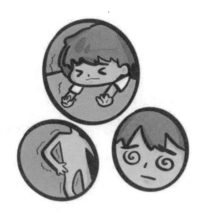

## Q92 小儿癫痫患者在学习和生活中需要注意什么?

癫痫发作本身通常不会直接导致癫痫患者受伤甚至死亡。癫痫发作导致的意外伤害更为常见。在家里,家属要注意家庭设施的安全,注意像桌子的尖角、地毯、梯子等可能让孩子磕碰或摔跤的物品。同时,要关注孩子用火时的个人安全和防火安全。

适当的娱乐活动可以增加孩子的生活质量和生活乐趣,但是应注意避免让孩子进行激烈活动,过度劳累。癫痫患儿要谨慎选择水上运动、高空运动等活动方式,人身安全永远是我们考量活动适宜与否的关键因素。

要保障孩子的用药安全,注意孩子的服药频率和剂量、可能发生的副作用以及孩子病情的控制情况等。有些药物确实可能会导致孩子嗜睡、情绪波动等表现。需要反复强调的是,患儿需严格遵循医嘱用药,有任何情况请及时就诊。大多数癫痫患儿的智力和能力与其他孩子是相同的,我们要对孩子充满信心,理解孩子。积极面对癫痫，良好的家庭支持也是治疗癫痫的一剂良药。

## Q93 我的小孩可以正常接受教育吗？

部分患儿的家长可能会担心孩子因为患有癫痫而不能正常地参加社交活动和学习教育。实际上，患有癫痫的孩子和其他孩子一样都可以正常接受教育。癫痫是一种慢性疾病，需要通过长期的治疗来控制和管理。控制病情发展的同时，也要注意保障孩子的生活质量。社会和学校教育的滋养对于孩子的成长而言也相当重要。知识教育和社会劳动教育是孩子成长的桥梁。通过适当的管理和足够的支持，大部分患有癫痫的孩子可以在学校环境中取得良好的成绩和社交发展。由于癫痫发作的特殊性，孩子参与学校教学和社会劳动前需要提前报备，并与学校和相应管理机构进行沟通，也需要给予孩子充分的支持和鼓励。

每一个孩子都值得被关注和体谅，孩子的身心发展更需要来自家庭、学校和社会的共同努力。与其他学生一样，患有癫痫的孩子应该有平等的教育资源与受教育的机会。对于孩子患有癫痫的特殊情况，要确保学校提供适当的支持和资源，以满足孩子的特殊需求。学校可能需要根据孩子的情况，为孩子制订特殊的教育计划，提供额外的学习支持、适当的课堂安排和参与等。家长需嘱咐学校对孩子的身体状况进行适当的关注。此外，学校应该与家长和医生保持密切沟通，了解患有癫痫的孩子的病情和治疗方案，并及时做出针对孩子的教学调整。

虽然癫痫可能对孩子的学习和社交产生一定的影响，但通过合适的管理和足够的支持，可以将这些影响最小化。尽管对于癫痫的科普已经在不断加强，但仍然会有部分群体不理解癫痫患者，不理解癫痫的疾病原因，并可能会对癫痫患者抱有不友好的态度和眼光。癫痫是一种慢性疾病，可能会伴随孩子漫长的时间。孩子在学习如何面对和管理疾病的同时也需要学会处理不友好的眼光和人际关系。孩子要悦纳自身，对自己的身体有着正确的认识，接纳每个人的不完美，并尝试积极参与学习和社交活动。学校应营造一个包容和无歧视的教学环境，避免孩子因癫痫而受到歧视和孤立。

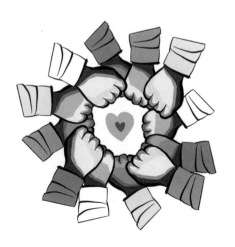

需要注意的是，每个患有癫痫的孩子的情况都是不同的，存在个体差异。因此，家长应该综合考量孩子的情况，当孩子在学校时，多与学校进行沟通，告知学校孩子的病情发展状况。家长和孩子之间的良性沟通和交流也有利于孩子的心理健康，可以帮助他们更好地适应集体，建立更加完善的心理状态。

## Q94 为什么要对小儿癫痫患儿进行心理健康支持？该怎么做？

很多时候，我们会根据孩子的身体情况和病情发展对孩子进行相应的治疗指导。在生活中，为孩子提供情感支持和理解能够给孩子一个心灵的栖息地，更好地守护孩子健康成长，并能为孩子治疗后回归社会做好准备。心理健康支持可以为小儿癫痫患者提供一个可以表达情感、分享困扰和寻求支持的安全空间，帮助他们勇于面对疾病的挑战和情绪困扰。沟通是人与人相处的桥梁，孩子大多数时候需要和家人分享自我的情感，释放和缓解内心的情绪。

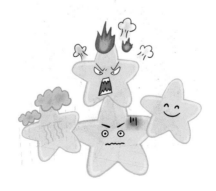

癫痫本身及其治疗可能会导致焦虑和抑郁情绪，心理健康支持可以帮助孩子缓解这些负面情绪，降低焦虑和抑郁，提高他们的心理幸福感和生活质量。通过对孩子的正向引导，鼓励孩子进行社交互动，以帮助他们培养积极的心态，提高自信，增强自我管理能力。

给孩子和家人提供支持和教育，增强他们的理解和应对能力，以共同应对癫痫带来的挑战。作为患儿的家属，需要充分了解癫痫疾病，尽量理解孩子患病的苦楚以及缓解自身内心的焦虑。在积极寻求癫痫治疗的同时，不要忽视自身的心理调节。

多鼓励患儿正常地参与社交活动，与同龄人建立健康的关系，以减少孤独感。无论是患儿还是患儿家属都应该避免脱离社会群体，应积极与外界社会进行沟通与交流，保持对新鲜事物的好奇心，减少疾病对社会关系的影响。

家庭应向孩子提供心理咨询和支持服务，通常情况下，我们鼓励孩子向家人或朋友诉说心声，缓解内心的压力。当发现孩子面对严重的心理压力且无法在短期内解决时，我们鼓励家长向提供专业心理咨询的机构寻求治疗，帮助孩子处理与癫痫相关的情绪问题和压力，并提供应对策略和技巧。

家长应鼓励孩子主动学习管理自己的疾病，如识别和应对诱发癫痫发作的因素，掌握放松训练等自我调节技巧。在情绪和心态上，鼓励孩子树立积极的心态，相信自己能够应对疾病，不放弃追求自己的兴趣和爱好。

帮助小儿癫痫患者及其家人应对疾病，减轻心理困扰，促进心理健康和全面发展需要全社会的共同支持，共创一个包容和理解的环境。

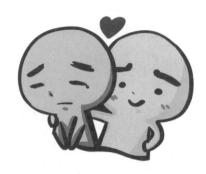

## Q95 接种疫苗会导致孩子患上癫痫吗？癫痫患儿可以接种疫苗吗？

疫苗是一种预防传染病的生物制剂，通过引起免疫系统的反应来提供对疾病的保护。疫苗通常包含病原体的部分或全体成分，例如病毒、细菌或其产生的毒素。简单来说，疫苗先模拟可侵入人体的细菌或病毒成分进入人体，让人体产生免疫应答，对抗入侵者。当真正的敌人入侵人体时，人体就已经具有了对抗模拟入侵的记忆和武器，从而使得机体能够更好地对抗细菌或病毒。

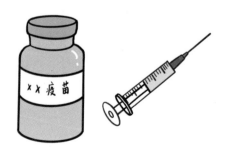

疫苗的原理是基于人体免疫系统的工作特点设定的。当病原体进入人体内时，免疫系统会识别它们并产生一种被称为抗体的特殊蛋白质，以中和病原体或将其清除。这一过程需要一定的时间，因此，当机体第一次接触某种病原体时，免疫系统的反应可能不够迅速和有效。疫苗通过模拟真实感染的过程，引起免疫系统的反应，但不会引起实际的疾病。疫苗中的病原体成分会触发免疫系统的应答，使其产生抗体和激活产生记忆细胞。当真正的病原体进入体内时，免疫系统已经形成了对该病原体的免疫记忆，可以更快、更有效地清除病原体，从而预防疾病的发生。

不同类型的疫苗有不同的原理和制备方法，例如灭活疫苗、减毒疫苗、亚单位疫苗和基因工程疫苗等。它们的共同目标是激活免疫系统，为机体提供持久的保护。

癫痫是一种慢性神经系统疾病，无直接证据表明孩子患上癫痫与接种疫苗有关。然而对于部分孩子而言，接种疫苗可能引起发热，从而诱发癫痫的发作。但这并不意味着接种疫苗会导致儿童患上癫痫。若患儿本身已患有癫痫，疫苗引起的高热可能是诱发癫痫发作的导火索。因此，已经被确诊患有癫痫疾病的儿童在接种疫苗前，其家属要告知接种人员患儿的情况，并在接种后密切关注患儿的身体状况。若在接种疫苗后出现高热情况须及时就医。

癫痫患儿一般可以接种疫苗，但最好在接种前对患儿的具体情况进行评估并在医生的指导下完成。癫痫是一种慢性神经系统疾病，通常并不会直接影响机体免疫系统的功能。因此，大多数癫痫患儿可以接受常规的疫苗接种。疫苗接种可以保护他们免受传染病的侵害。

然而，有一些特殊情况需要注意：

（1）如果癫痫患儿正在接受抗癫痫发作药物治疗，可能存在一些药物与疫苗之间的相互作用。某些抗癫痫发作药物可能会降低疫苗的效果，或增加疫苗的副作用。在接种疫苗之前，最好咨询医生或儿科专家，以确保药物治疗与疫苗接种的安全性和有效性。

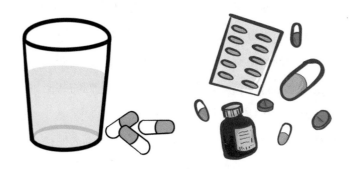

（2）如果癫痫患儿存在免疫系统缺陷，例如免疫缺陷病，可能需要根据医生的指导进行特殊的调整。

（3）部分疫苗接种后可能导致癫痫患儿发热，诱发癫痫。孩子接种疫苗前，最好确保在半年及以上期间未有癫痫发作，或在咨询专科医生后再接种。接种疫苗后需更长时间留观，以便及时处理可能出现的不良反应和诱发的癫痫发作。

癫痫患儿一般可以接种疫苗，且非常有必要接种疫苗。相比较于各类传染病对孩子的威胁，可能诱发癫痫的风险往往是可以接受的。但具体情况还是需要根据个体化评估结果并在医生的指导下完成。

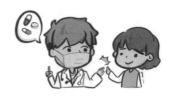

 **术语导航**

【1】良性部分性癫痫：是一类预后良好的癫痫综合征，大多能随着年龄增长自行缓解或服用抗癫痫药的效果显著。

【2】身体抽搐：指肌肉不自觉地收缩。

【3】感觉异常：指在没有外界刺激的情况下，患者经常或间歇性地在某些部位出现不适感，如蚁走感、肿胀感、电击感、热感或凉感、针刺感等。

【4】幻觉：指在没有相应的客观刺激下，出现视觉或嗅觉等知觉体验。

【5】强直癫痫：是强直阵挛发作的简称（也称癫痫大发作），会导致患者出现意识丧失和机体肌肉的剧烈收缩。

【6】病毒性脑炎：指由多种病毒引起的颅内（大脑内）急性炎症性病变，可以累及脑膜和脑实质，如单纯疱疹病毒引起的病毒性脑炎。

【7】迷走神经：神经系统的一部分。迷走神经支配颈部、胸腔及腹腔内大部分器官，调节循环、呼吸、消化三个系统。

【8】肌张力：指肌肉静止松弛状态下的紧张度。

## 资源链接

网页：默沙东诊疗手册（大众版）＞关于儿童癫痫的详述【中】

网页：儿童癫痫长程管理网站（总结了大量与儿童癫痫相关的文件可供下载）【中】

文献：WILMSHURST JM, GAILLARD WD, VINAYAN KP, et al. Summary of recommendations for the management of infantile seizures: Task Force Report for the ILAE Commission of Pediatrics. *Epilepsia*, 2015, 56（8）: 1185–1197. doi: 10.1111/epi.13057（婴儿癫痫管理的推荐方案）【英】